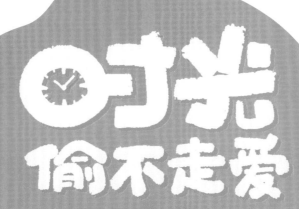

# 时光偷不走爱

## 用环境照护法击退阿尔茨海默病

雷啸光 著

江苏凤凰文艺出版社
JIANGSU PHOENIX LITERATURE AND
ART PUBLISHING

**图书在版编目（CIP）数据**

时光偷不走爱 ：用环境照护法击退阿尔茨海默病 / 雷啸光著. -- 南京 ： 江苏凤凰文艺出版社，2024. 10.
ISBN 978-7-5594-9067-4

Ⅰ．R749.1

中国国家版本馆CIP数据核字第202475NF20号

**时光偷不走爱　用环境照护法击退阿尔茨海默病**

雷啸光　著

| | |
|---|---|
| 责任编辑 | 周颖若 |
| 策划编辑 | 凤凰空间/杨　琦 |
| 艺术指导 | 兰　佳 |
| 出版发行 | 江苏凤凰文艺出版社 |
| | 南京市中央路165号，邮编：210009 |
| 网　　址 | http://www.jswenyi.com |
| 印　　刷 | 雅迪云印（天津）科技有限公司 |
| 开　　本 | 787毫米×1092毫米　1 / 16 |
| 印　　张 | 10 |
| 字　　数 | 50千字 |
| 版　　次 | 2024年10月第1版 |
| 印　　次 | 2024年10月第1次印刷 |
| 标准书号 | ISBN 978-7-5594-9067-4 |
| 定　　价 | 88.00元 |

（江苏凤凰文艺版图书凡印刷、装订错误，可向出版社调换，联系电话025-83280257）

献给
我的爷爷奶奶
我的外公外婆

你们让我知道
时光
偷不走爱

阿洛伊斯·阿尔茨海默（1864 年 6 月 14 日—1915 年 12 月 19 日），德国精神病学家，最早（1906 年）发现了至今还在侵害人类健康的认知障碍疾病——以他的名字命名的"阿尔茨海默病"。

　　还有很多描述这个疾病的名字，比如"老年痴呆症""认知障碍症"等，这本书里统一使用"阿尔茨海默病"的名称。

　　一方面是为了纪念这位德国精神病学家，另一方面，"老年痴呆"带有明显的鄙视和贬低人格的意味，而"认知障碍"从文字层面暗示了消极的态度，所以均不予采用。

# 前言

我不是医生。

我是建筑师。我是一名专为老年人设计生活空间的建筑师。

我身边第一个患有阿尔茨海默病的人是我的外公。我心中的"华尔兹舞王""厨神"仿佛在一瞬间失去了说话的能力、走路的能力，紧接着产生的认知障碍、情绪障碍、记忆障碍让我和家人措手不及，那个时候我们对阿尔茨海默病的理解实在太浅薄了，根本没有意识到这个病竟然这么残忍。

当无法说话、无法走路的外公无缘无故地发脾气时，外婆和他的一个互动让我们意识到，他只是病了，他没有变傻，他对我们的爱依然很深。

2012年春节期间，一家人又都聚在了外公家，外公突然变得非常生气、非常暴躁，大家实在没办法只能找来外婆。外婆拍了拍自己的口袋对着外公说："你别急，你是不是想着这件事？"外公突然不生气了，咧着嘴冲着外婆笑。

原来，那天外公要给我们这些晚辈送礼物——他戴过的戒指、养鸽子用过的鸽哨，还有其他用过的随身之物。他没有办法控制自己的语言、情绪甚至认知，但是他依然像过去那样深爱着自己的家人，他希望在和病魔斗争的日子里，把这些"念想"留给我们。

也就是这一年，我成立了国内第一家专项从事康养设计的建筑设计事务所，我希望通过我的专业所学，能够为更多的老年人创造美好、体面的生活环境。在专注于康养设计的十多年里，我亲手设计的康养项目有上百个，直接或者间接服务的老年人有上万名。由于外公的原因，在设计项目的过程中，我尤其关注阿尔茨海默病。接触了很多阿尔茨海默病患者后，我慢慢发现这个病并不像其他疾病一样有较为明显的生物学特异机制，而往往是以认知能力衰退为主要表现，伴随着一系列问题行为。它并不是由单一的发病机制导致，更像是一种综合症，而现今医疗手段面对这种综合症显得束手无策。它是目前全世界十大常见病中唯一缺乏有效药物干预治疗的疾病，不可逆更无法治愈，我们目前能够了解到的药物都是对阿尔茨海默病各种外发症状的抑制和缓解而已。

阿尔茨海默病是对现代人最大的健康威胁之一，我把它比作一个蒙面的杀手，悄无声息地站在我们每个人的身后，在不知不觉中剥夺我们的认知、尊严、生活能力以及体面的生活。

那些患有阿尔茨海默病的老人，其很多问题行为其实都是这种病症的表现。我更愿意把他们看成是患病的"正常人"，他们的"异常行为"就像感冒时会打喷嚏一样，我们无法强迫一个感冒患者不流鼻涕，不打喷嚏，也无法强迫患有阿尔茨海默病的老人不发生问题行为。当我们用这个态度和视角看待他们时，就更容易理解他们，理解阿尔茨海默病。

这个疾病不仅仅给患者自身带来不可逆转的伤害，亲人、家庭也会因此陷入困境。虽然目前没有特效的药物可逆转或者治疗阿尔茨海默病，但是我的职业以及多年的工作经验告诉我，生活的环境（空间营造）会对人的情绪、行为（人的活动）产生不同的影响，好的环境可以塑造人的情感、认知和体面的生活。我把空间营造称为"场"，把人的活动称为"景"。场景设计学就是把二者统一起来进行设计。老年人的生活环境更需要场景的设计与营造，一个熟悉又温馨的场景，往往能够带来意想不到的效果，在药物治疗与非药物治疗平衡作用的过程中，好的场景设计也许是一剂良药。

我不是医生，这本书也没有各种医学术语和复杂的病理分析，我请一群热爱生活、有责任感的青年艺术家一起帮助我完成这本书，通过绘画作品，希望读者朋友——你，能更好地理解场景设计学，更好地理解如何用环境照护的方式抵抗阿尔茨海默病；同时，绘画本身也是一种极佳的认知提升方式。你可以把这本书理解成一本生活手账，从任何一页打开，都可以看到有关阿尔茨海默病的知识、场景设计的方法以及温馨治愈的手绘插画。你也不妨在了解这些知识、实践场景设计的方法之后，把你和老人生活的经历记录下来，或是记录你自己的生活，为今后留下怀念和慰藉。

每个人生活中都会遇到各种各样的困境，我们可以直面并想办法解决，当然也有可能知难而退，绕难而行。但是唯独衰老和死亡是我们终究要面对的现实。老天是公平的，虽然这两件事无法逃避，但是给了我们足够长的时间做好准备。

"人人都享有体面的晚年生活"是我从事康养设计十多年来一直坚持的价值主张，现在就让我们一起为体面的晚年生活做点准备吧。

# 目录

有趣的知识

不得不告诉你一个残酷的现实，随着医疗技术的发展，当我们对癌症不再那么恐慌时，更为凶猛的野兽已经朝我们扑面而来。

它，就是阿尔茨海默病。

2021 年，全球现存的阿尔茨海默病及其他痴呆患病人数达 57 010 854 例，其中我国患病人数为 16 990 827 例，约占全球的 29.8%。据预测，到 2050 年，全国甚至将有 2765 万 60 岁以上的老人患有阿尔茨海默病。55 岁以后每增长 5 岁，患病概率就翻一倍。因此在步入晚年生活的过程中关注身心健康、了解科学的照护方法变得尤为重要！

（数据来自《中国阿尔茨海默病报告 2024》《2023 中国阿尔茨海默病数据与防控策略》）

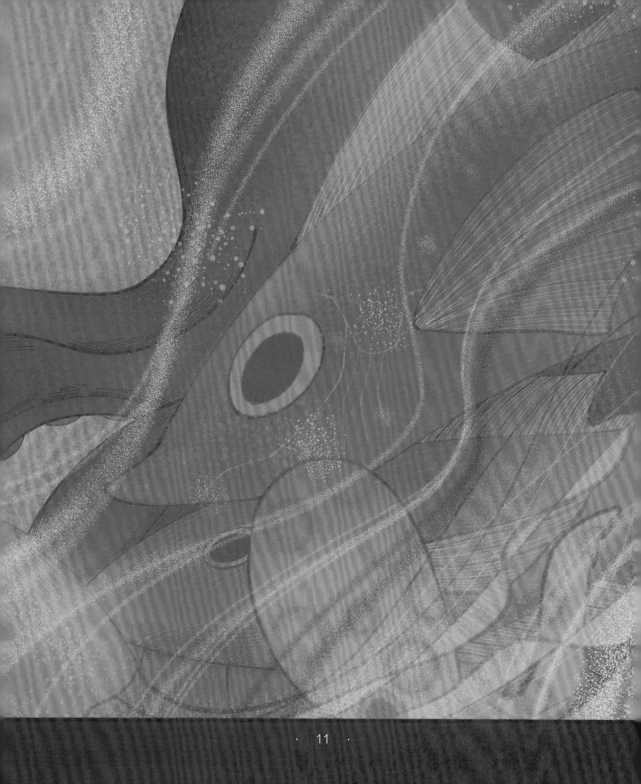

# 记性不好

　　大多数情况下，记忆障碍最先出现在人们的日常生活中。想做一件事转身就忘，张口却忘记要说什么。往往这个时候我们总会说，年纪大了，记性不好。

　　但是实际上，我们要对这种"记性不好"引起极高的重视。

　　不要担心阅读书籍看了就忘，坚持阅读，坚持一些必要的脑力训练，比如数独，这对增强记忆力有很好的帮助。

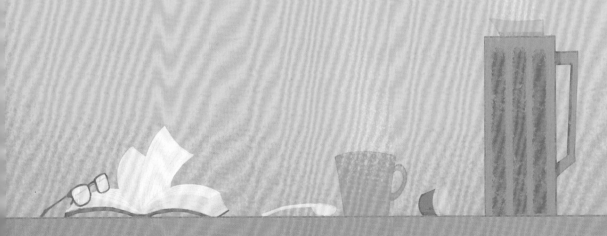

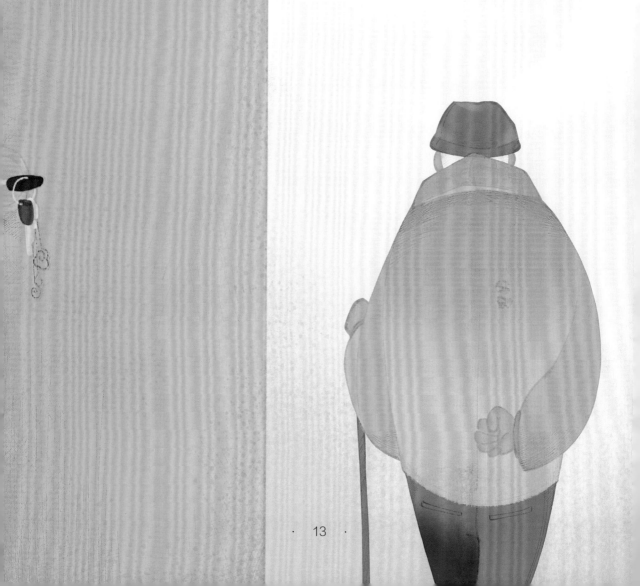

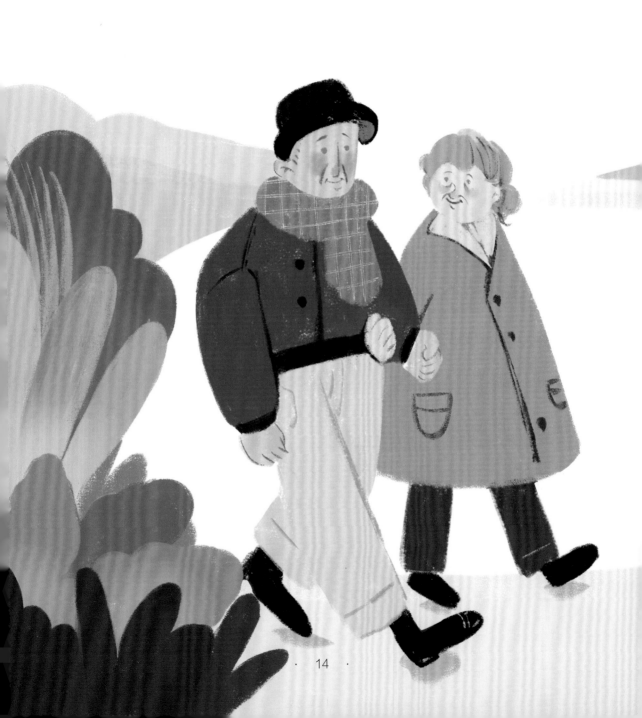

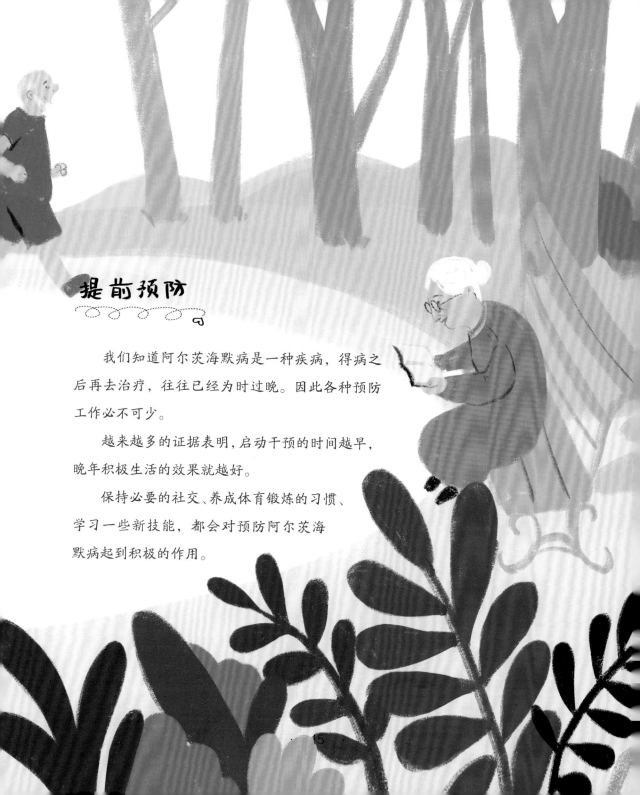

## 提前预防

我们知道阿尔茨海默病是一种疾病，得病之后再去治疗，往往已经为时过晚。因此各种预防工作必不可少。

越来越多的证据表明，启动干预的时间越早，晚年积极生活的效果就越好。

保持必要的社交、养成体育锻炼的习惯、学习一些新技能，都会对预防阿尔茨海默病起到积极的作用。

15

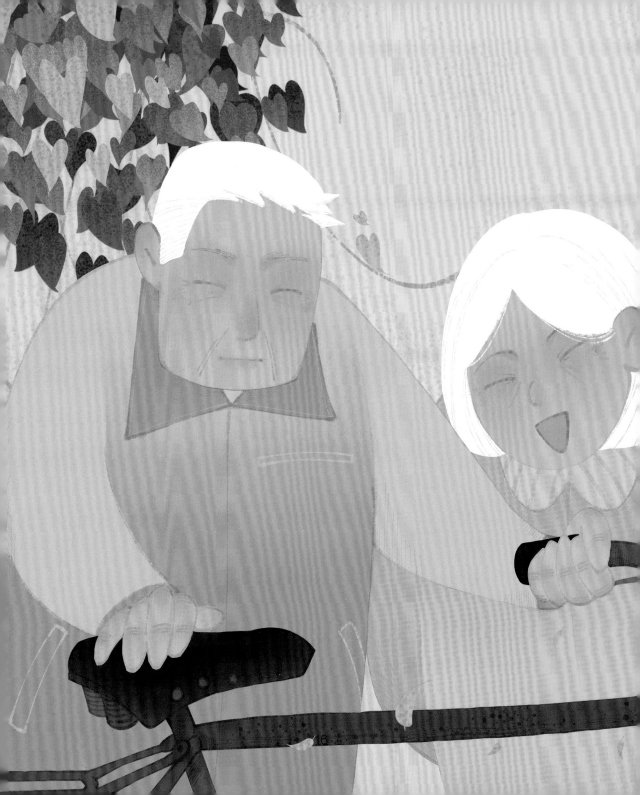

# 非药物干预

目前对阿尔茨海默病的治疗，多数采用药物疗法与非药物疗法结合的方式。

其中艺术疗法（音乐、绘画）、多重感官刺激疗法（五感刺激）、时光机疗法（怀旧记忆）等是主要的非药物治疗方法。

这些疗法涵盖了场景设计学、神经科学、认知科学、脑科学、具身认知科学[1]等一系列多学科的相关知识。

听起来很复杂，但是请不要担心，你只要记住"三个关系"，就可以结合患者的实际情况，找到适合的非药物治疗方法。

它们分别是：

人与物——人与物品之间的关系；

人与境——人与环境之间的关系；

人与人——人与人之间的关系。

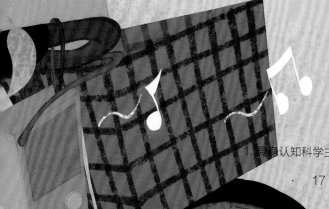

1. 具身认知科学主要指生理体验与心理状态之间有着强烈的联系。

## 保持爱好

　　眼、耳、鼻、舌、身五种基础感官让人们与外部世界建立联系。虽然患阿尔茨海默病的老人记忆、认知、语言等能力急剧下降，但是请相信，作为连接外部世界的五感一直存在，直到生命的最后一天。

　　你可以尝试回顾老人盛年时期的特殊喜好，比如喜欢吃酸的还是辣的，喜欢听交响乐还是京剧，喜欢花香的味道还是清爽就好。

　　在我外公生命最后一段时间里，最能让他安心休养的方式就是用小音箱在床头给他播放评书或者华尔兹舞曲，这是他盛年时期最享受的两件事。

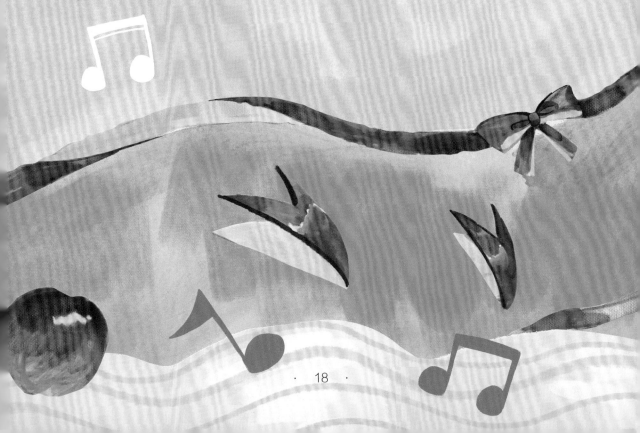

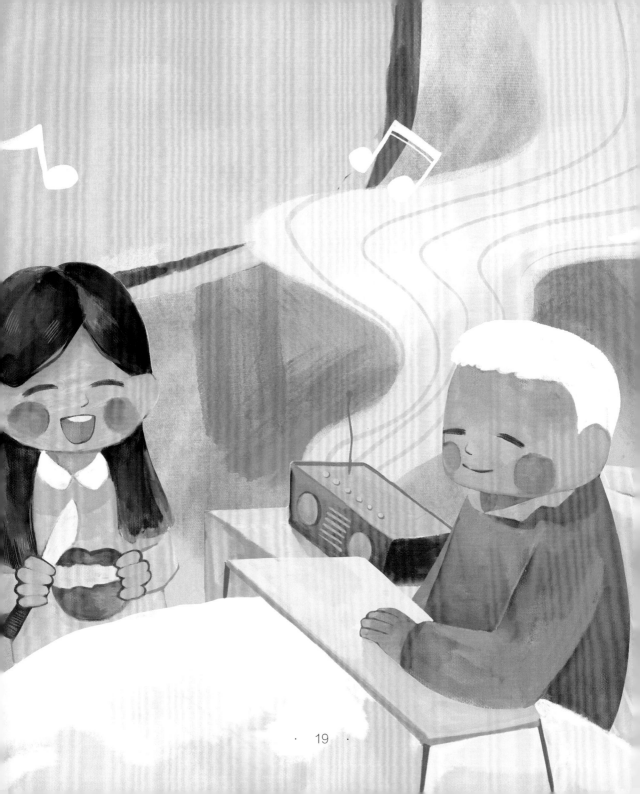

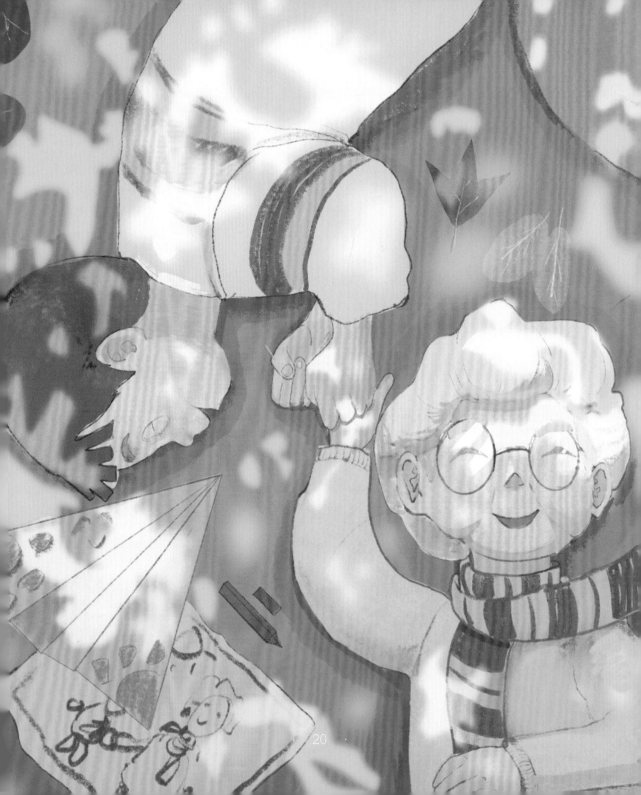

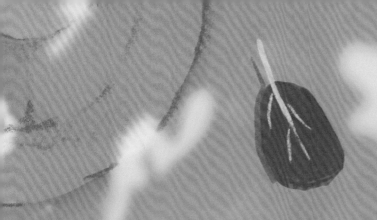

# 催产素的作用

触摸他的双手，为什么能够给他带来安定、快乐的情绪？

刺激人类大脑中产生幸福感、快乐感的重要激素之一叫催产素。光看名字觉得这个激素可能只与分娩、生育有关，而科学研究表明，催产素能增加幸福感、增加积极的社会交往，并且能够缓解不安和恐惧。

催产素的分泌可以帮助老人更加主动地参与社交活动。当老人心情开朗或有强烈归属感时，大脑就会分泌催产素，进而帮助他们放松心情，舒缓压力。

与老人的眼神交会、触摸他的双手、温柔地抚摸他的肩膀或者后背，与他亲切地聊天，或是让他抚摸毛绒绒的宠物，这些都有助于催产素的分泌。

对了，我们在温柔地对待老人的时候，我们的大脑也会分泌催产素。

# 催产素的作用

　　除了催产素，大脑中还有三种化学物质会给我们带来幸福感，分别是内啡肽、血清素、多巴胺，我称之为"幸福三剑客"。它们可以帮助我们砍掉犹豫、消极、沮丧，带来快乐和幸福。

　　也许你会说，这不是脑科学吗，和场景设计有什么关系？

　　别忘了，我们大脑时刻都在与所处的环境发生关联，场景设计本身研究的就是空间与行为的关系，通过环境的营造来刺激大脑，让幸福感自己找上门来。

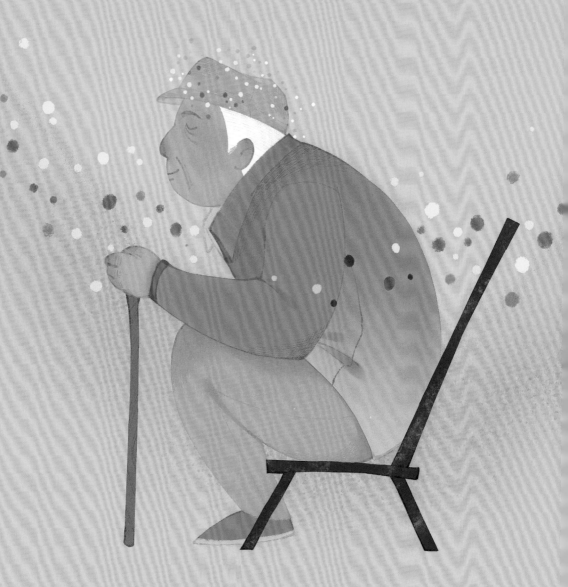

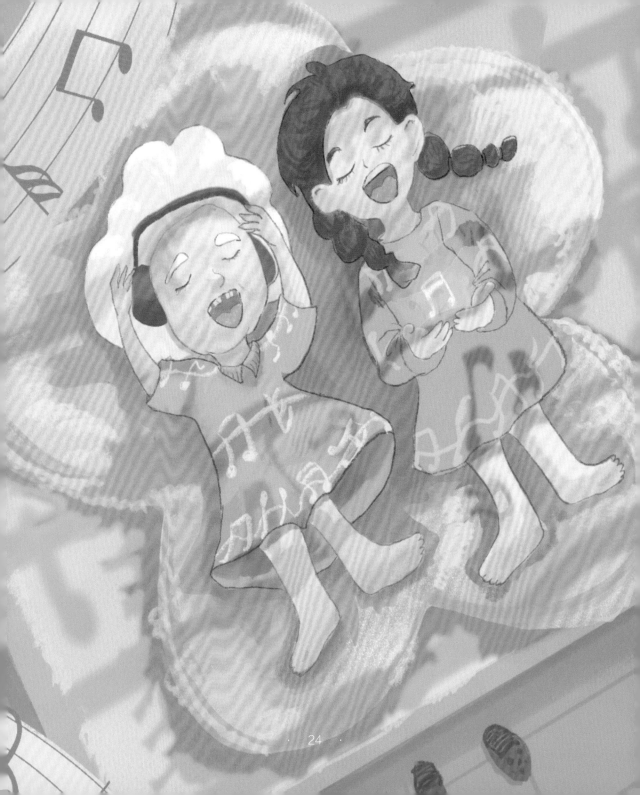

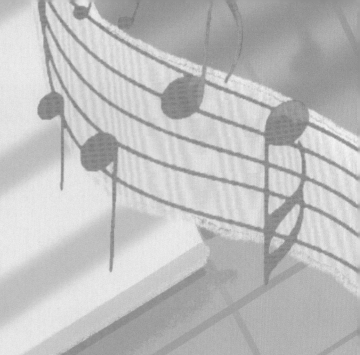

# 内啡肽

内啡肽不仅具有止痛的效果，还能给我们带来愉悦感。

你一定听说过，长跑之后大脑分泌的内啡肽能为我们带来快乐的感觉。

举个最简单的例子吧，你吃火锅时是不是感觉格外快乐，尤其是吃麻辣火锅的时候。辣椒刺激我们的味蕾，产生的疼痛感传递到大脑，大脑为了抑制这种疼痛开始分泌内啡肽，于是你的身体产生了愉悦的感觉。这就是为什么麻辣火锅会带来快乐的秘诀。

患有阿尔茨海默病的老人有时候会有抑郁、焦虑的情绪表现，高强度的体育运动、吃辛辣食物也许并不适用，可以尝试带领他们深呼吸、大声唱歌，也可以有效分泌内啡肽。了解这种行为特征，再结合自身条件，匹配合适的环境，你也会成为场景设计的高手。

# 多巴胺

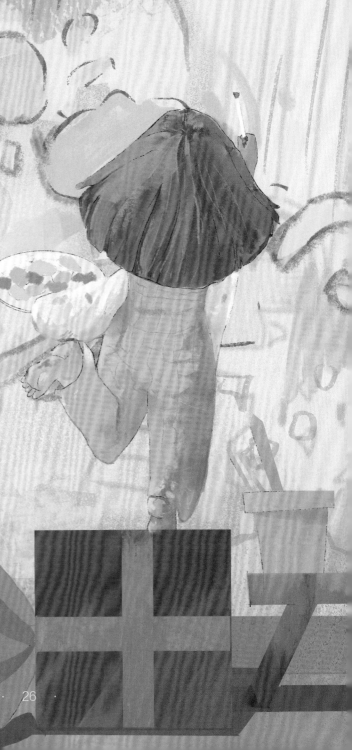

多巴胺来得快去得也快，给人们带来冲动感、愉悦感的同时，也会快速消解掉，所以很多人认为多巴胺是让人对某种刺激上瘾的原因之一。

当你在浏览购物页面的时候，大脑充斥着"我要买东西"的意识，看到店家琳琅满目的商品，即便你没有花钱，身体也在疯狂地输出多巴胺。尽管在购物之后，会产生"剁手"般的懊悔情绪，但是你不得不承认，对商品的占有欲望确实让你愉悦了很多。

科学研究表明，多巴胺对我们的积极影响主要体现在达成目标和回避风险上。当我们主动学习新的技能，确定一个小目标并产生动力的时候，多巴胺起到了积极的作用。如果缺乏多巴胺，就会产生提不起兴趣、记忆力减退等症状。

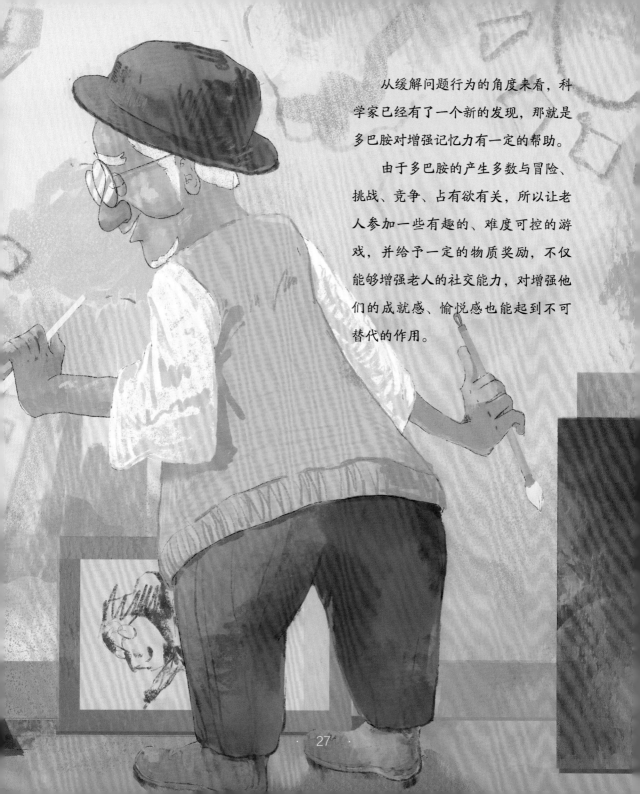

从缓解问题行为的角度来看，科学家已经有了一个新的发现，那就是多巴胺对增强记忆力有一定的帮助。

由于多巴胺的产生多数与冒险、挑战、竞争、占有欲有关，所以让老人参加一些有趣的、难度可控的游戏，并给予一定的物质奖励，不仅能够增强老人的社交能力，对增强他们的成就感、愉悦感也能起到不可替代的作用。

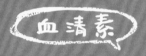

血清素

合理的饮食搭配，能够让老人的身体更好地分泌血清素，从而缓解焦虑、抑郁和狂躁等负面情绪。

想一想，当你吃一块巧克力，如果不纠结减肥的话，是不是多少都会有一些愉悦幸福的感觉？

因为巧克力、茄子、西红柿、菠萝等食物都有助于提高身体内血清素的含量。

另外，还有一个简单易行的与环境相关的方法，也能够提高血清素，那就是晒太阳。

按照场景设计学的理论，我们可以用体验叠加的方式，一边晒太阳，一边享受美食。天气好的时候不妨试一试，你和家里的老人，都会愉悦很多。

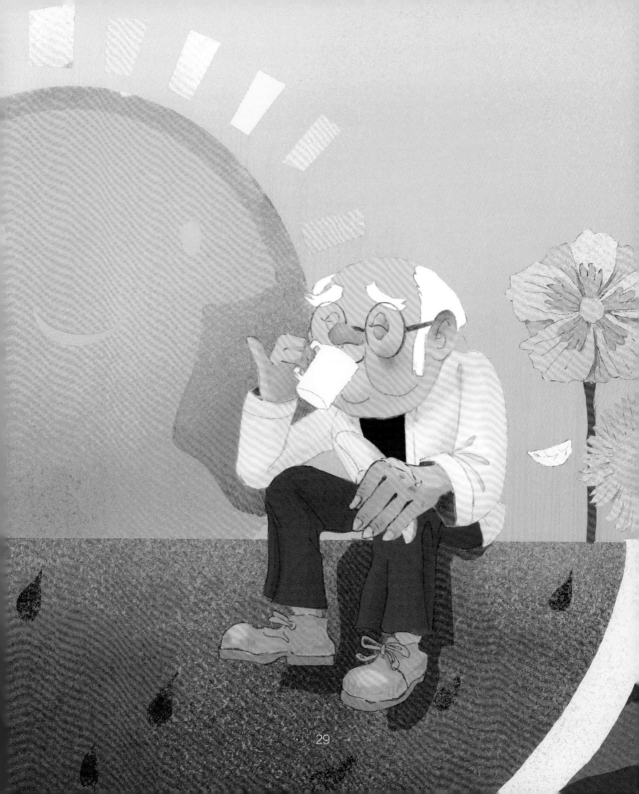

# 尊严

人感受到的尊严分为两个方面，一方面是身边其他人对自己的尊重，另一方面是自主选择的能力。

有一些极度伤人的话，我们千万不要说：

"患有阿尔茨海默病的老人就是疯子，就是傻子。"

"患有阿尔茨海默病的老人就和小孩子一样。"

也不能居高临下地带着鄙视的语气，或者用对待婴儿的语气和他们说话。

他们只是认知能力下降，并不代表人生的成熟度降低。他们的心智并不幼稚，依然是我们的亲人和长辈。只有先给予他们基本的尊重，剩下的照护工作才好进行。

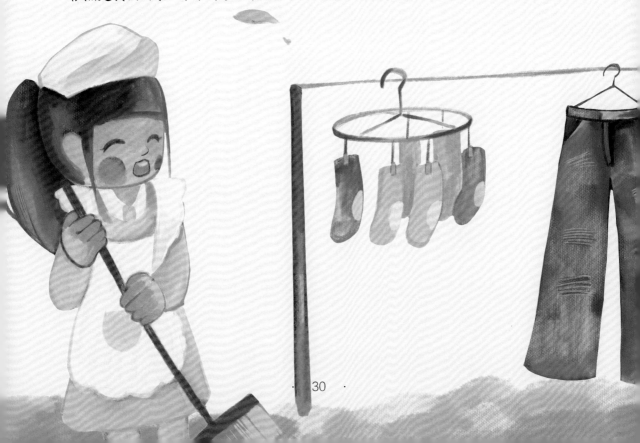

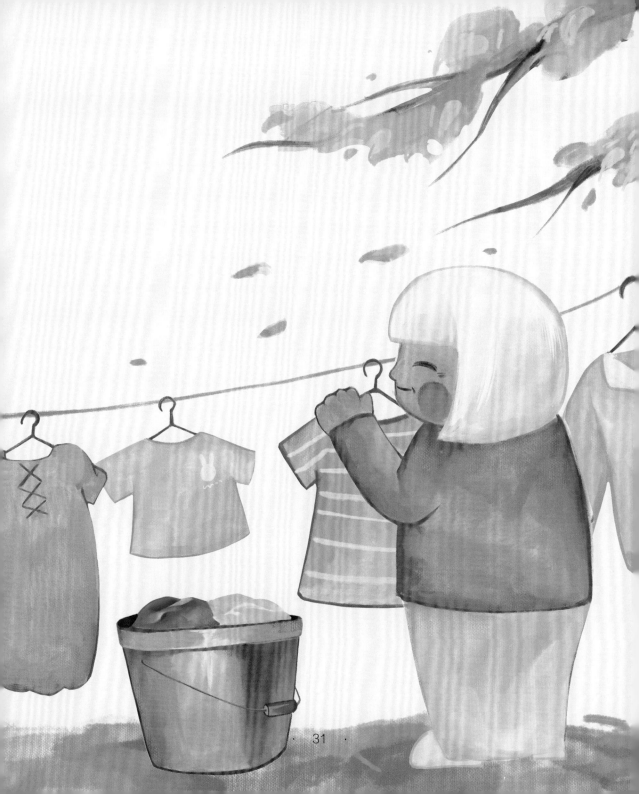

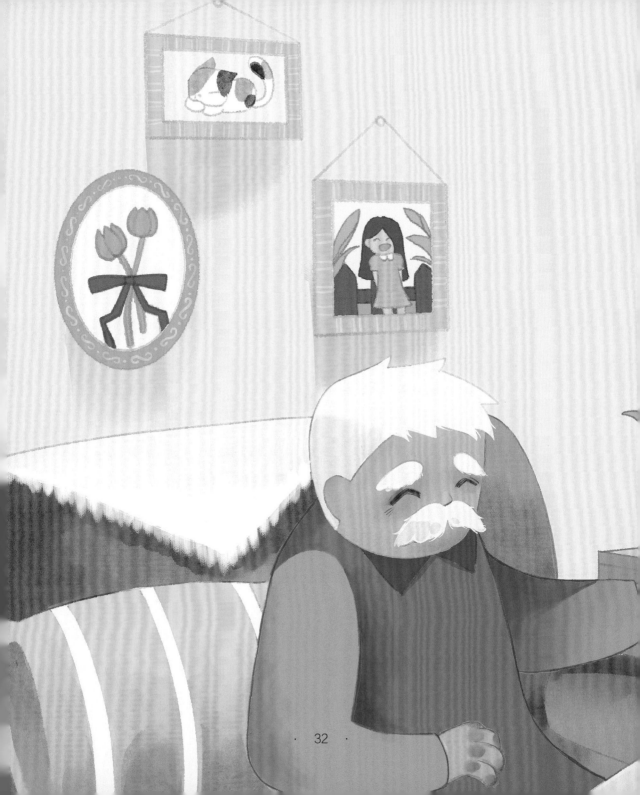

# 延续社交

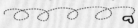

　　延续社会交往是缓解问题行为和情绪障碍的妙招。

　　我们可以把社交行为与神经回路看成是一个闭环，丰富的社交活动能够促进神经元生长，创建新的神经回路，而这种新的神经回路的建立又会进一步促进社交活动的进行。

　　不要因为家里老人患有阿尔茨海默病就拒绝亲友探访，要知道很多时候亲友的探访不仅能够带来积极的照护效果，还能为自己带来片刻休息时光。

　　带着老人参加社区组织的活动，或者在家里创造满足老人兴趣爱好的条件，这些都可以产生积极的情绪价值，延续社会交往的属性。

　　社会交往不在数量，而在质量，那些带着怜悯、消极的眼光看热闹的人，离他们越远越好。

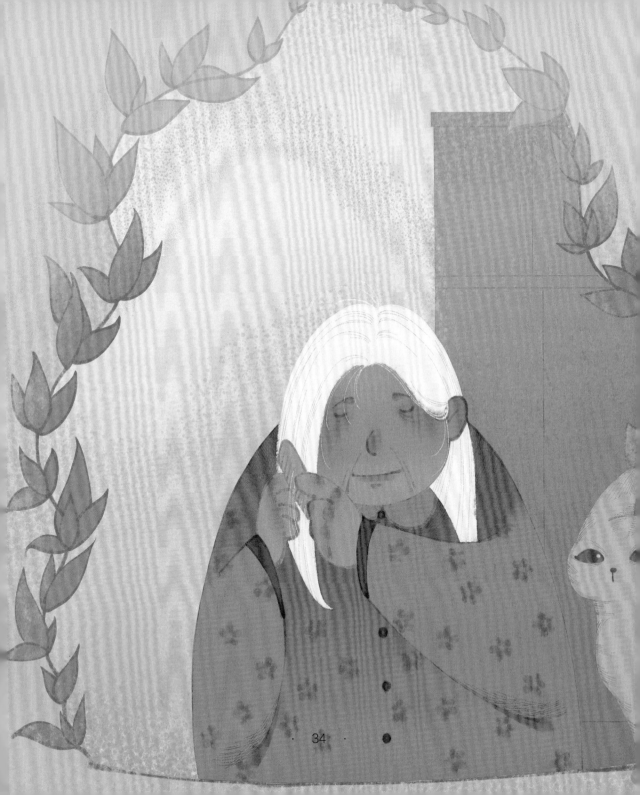

# 礼仪和尊重

　　奶奶在世的最后几年里已经认不出我了。但是只要听说我要回家了，她总会换掉睡衣，穿上漂亮的外衣，拢好一头白发，保持一个好的精神面貌来迎接我。

　　其实，不仅对我如此，对待其他来家里的亲戚朋友，她也这样。

　　这是多年来在她记忆深处，建立已久的社会交往规范。

　　在年少时期、盛年时期形成的持久的社交习惯，会因为长时间反复实践，储存在大脑中形成长期记忆。与此相类似的还有如何问候别人，如何用餐具吃饭，每天睡觉前或醒来之后的习惯动作等。

　　这些长久的社会交往习惯，是我们打造照护场景时必须引起足够重视的。比如不要随意改变家具的摆放形式，老人常坐的沙发、椅子在保证安全舒适的情况下，不要随意更换；不要因为他们的行为能力变差，就忽略社会交往中必要的礼仪和尊重。

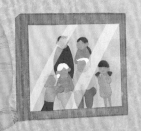

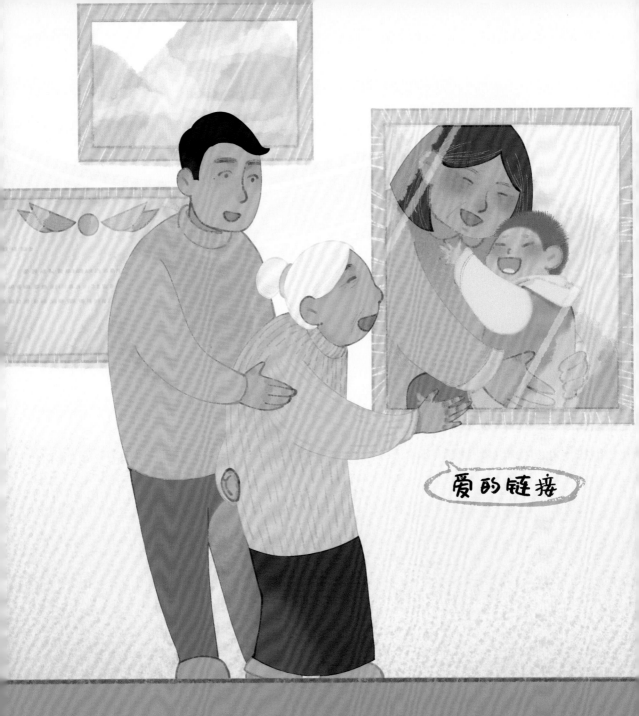

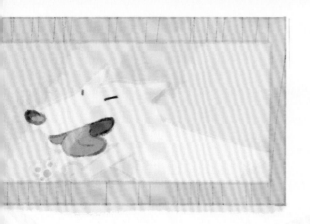

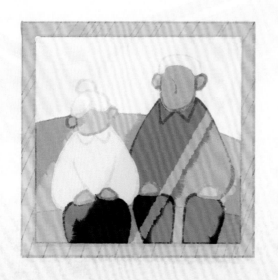

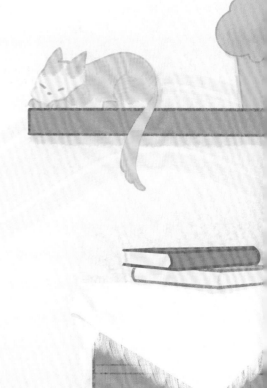

阿尔茨海默病导致的记忆障碍与一般的健忘有所不同，最显著的特征是近期发生的事儿记不住了（短期记忆缺失），而比较久远的事儿依然记得（远期记忆尚存）。

我的奶奶在世的最后几年，见到我的时候已经很难认出我是谁了，这种时候我不会直接问她"您看我是谁"，而是找来一张我过去的照片，把照片交到她手上，引导她看看照片再看看我。奶奶会自己找到记忆之间的联系，认出我来。同时还略带骄傲地说："你是我孙子嘛！"

记忆就像河流一样，一直延绵不绝地流淌，我们需要做的就是想办法疏通淤堵的地方，让上下游的水继续贯通起来。

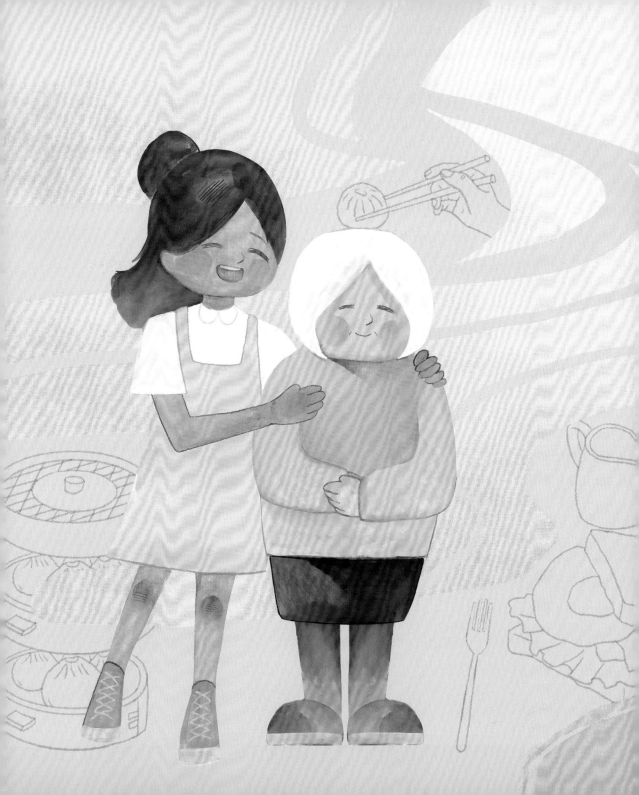

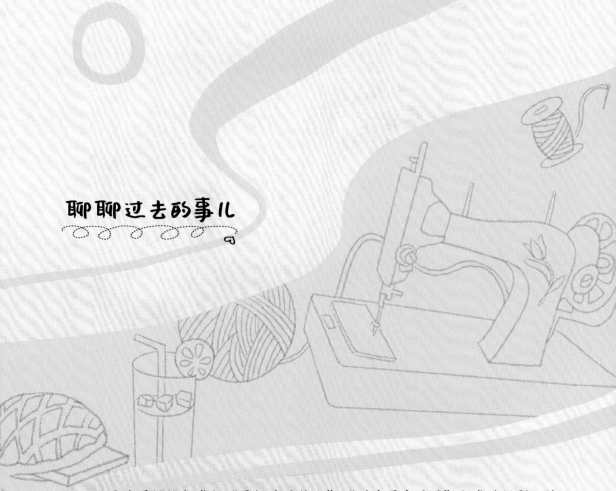

# 聊聊过去的事儿

不要试图问他们类似"早饭吃了什么""刚才喝水了吗"之类的问题，询问这类不久前发生的事件，只会让他们陷入困境和自责。

并不是他们想不起来吃了什么，极大可能是他们想不起来吃过早饭，喝过水。于是他们可能会给你一个合乎自己逻辑的答案：我没吃饭，我没喝水。

所以，要避免针对最近发生的事情向他们提问，而是聊聊过去的事儿："您年轻那会儿，早饭都吃些什么啊？"然后慢慢地把他们从远期记忆中引导到刚刚发生的事情上来。

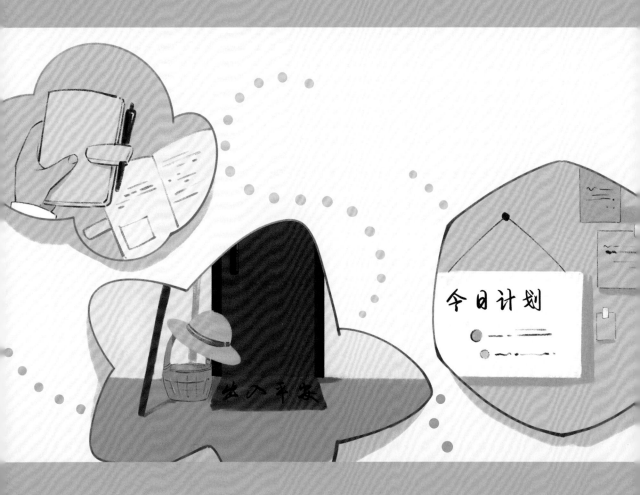

# 前瞻记忆

我们用一些提示把阿尔茨海默病老人的远期记忆与现在的场景联系在一起，便于他们适应当下的场景。

同时，我们也需要用各种提示和场景，与未来的计划联系起来。

比如我妈就有个好习惯，在计划第二天要做什么事情的时候，她会提前一天就把需要的物件准备出来，放在显眼的地方，当第二天看到这个场景时，准备做的事情就马上跃入脑海。

我老爸则是去任何地方都要带着自己的日记本，一方面记录发生过的事，一方面把即将要做的事写下来。

这就是前瞻记忆，这种记忆本质上信息内容比较贫乏，只关注时间和事件。一般正常人有时候还会忘记计划，更不要说患有阿尔茨海默病的老人了。

所以通过一些提示，加强这种前瞻记忆，把未来要做的事情用场景的方式展现出来，就会变得容易许多。

比如计划第二天一早要去菜市场，那不妨前一天就把菜篮子、钥匙、帽子、外衣、拐杖放在门口，这个场景就代表着"早上要出门买菜"。当然，也可以准备一个白板，挂在显眼的位置，提前把计划写下来。

# 认知银行

　　我们的大脑有一个非常重要的功能，那就是类似银行一样的认知储存功能。科学研究发现，很多老年人的大脑可能已经产生了和阿尔茨海默病相同的病理特征，但是他们在认知表现上却和正常人完全一样。这可能就是"认知银行"起到的神奇作用。

　　有意识地储存更多认知信息，在需要的时候"支取"出来。怎么利用好"认知银行"呢？当然是不断地充实自己，扩展认知。

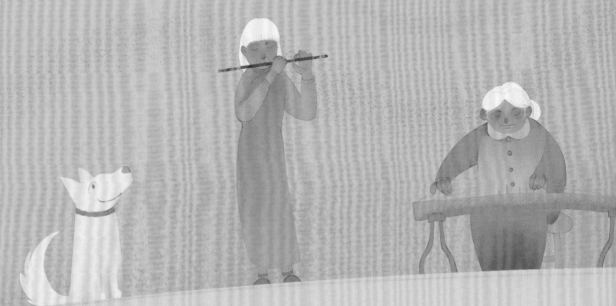

读书、良好的社交活动、体育运动都是非常好的"储蓄"方式。

到了老年阶段，依然可以选择去老年大学、老年活动中心等机构，学习新的技能和新的知识。

也许，没有"升学"的压力，反而能学到更有意思的新知识！

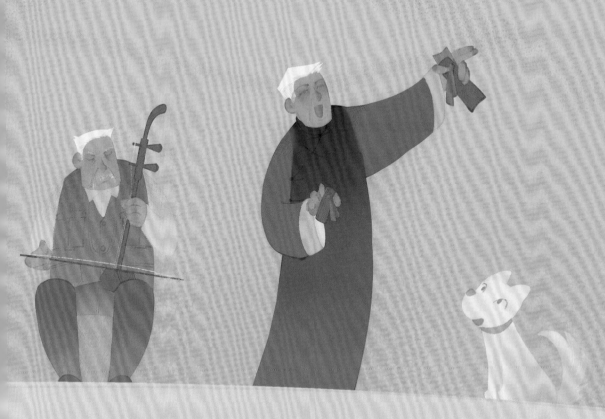

# 跟"空杯"视角说"NO"

面对患有阿尔茨海默病的老人，我们不能采用"空杯"视角，不能只看到他们现在"没有"什么，而是更多地看看"还能"做点什么。通过观察阿尔茨海默病老人尚存的生理机能，以及关注每个阶段老年人的本能和需求，就可以找到一个交流的渠道，也为自己和老人之间搭设一座沟通的桥梁。

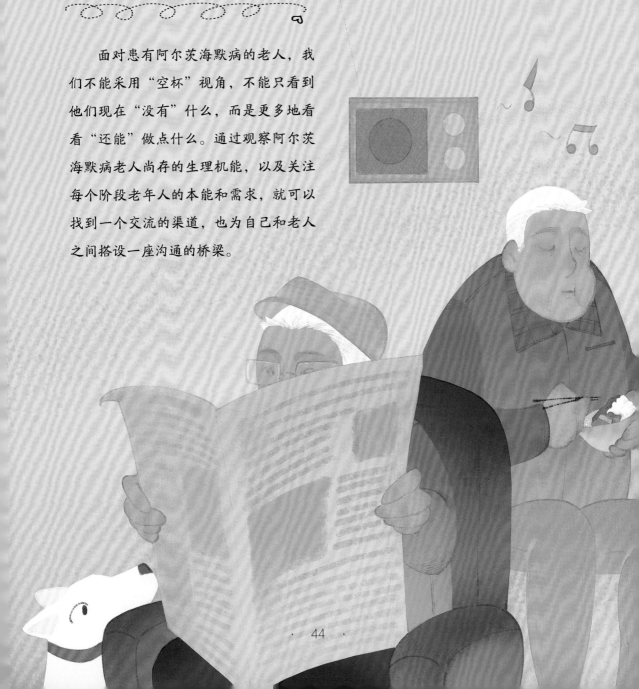

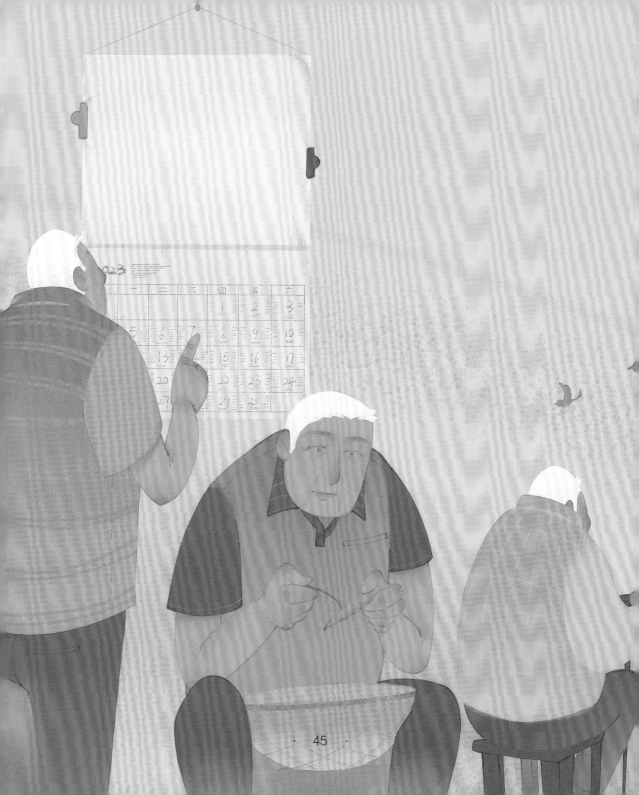

# 认知训练

一听到 "认知训练" "神经可塑性"，很多人马上就打退堂鼓，因为他们认为 "认知" "训练" "神经" "可塑性" 这几个词本身极具专业性。我想告诉你的是，千万不要被所谓的专业术语吓退。

你能想到的任何事，都是认知训练、神经可塑的组成部分，再专业的 "认知康复" 与 "作业治疗"，也是通往日常生活的桥梁而已。

你要意识到读报纸、打牌、打麻将、下象棋是认知训练（日常兴趣），织毛衣、做面点、缝补衣物是认知训练（程序工作），逛街买菜、坐公交车、参观博物馆是认知训练（空间定向），学习新技能、掌握新工具也是认知训练（复杂技能）……你看，我这么一说，是不是觉得认知训练并不可怕？

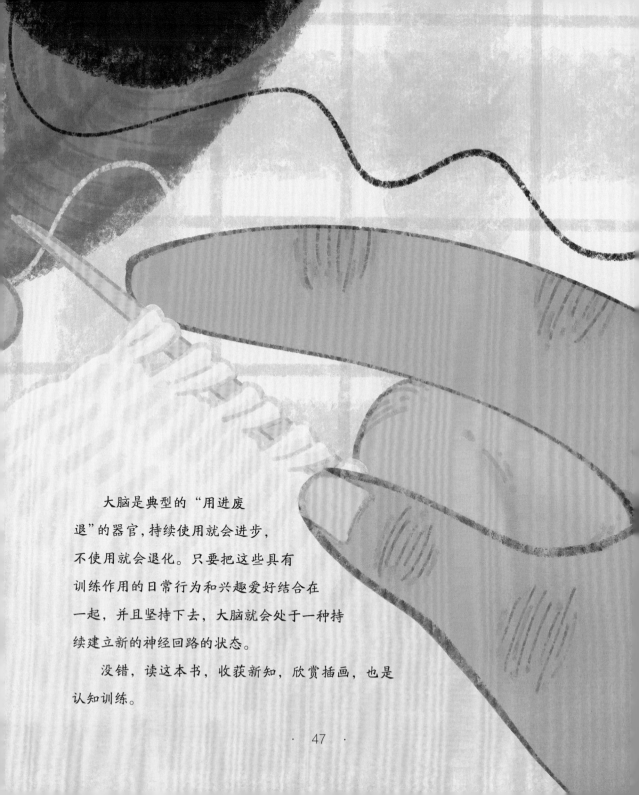

　　大脑是典型的"用进废退"的器官，持续使用就会进步，不使用就会退化。只要把这些具有训练作用的日常行为和兴趣爱好结合在一起，并且坚持下去，大脑就会处于一种持续建立新的神经回路的状态。

　　没错，读这本书，收获新知，欣赏插画，也是认知训练。

# 多层面认知训练

单一的认知训练不仅效果不好，还会引起阿尔茨海默病长辈的厌烦情绪，所以一些复杂活动也很重要，因为调动更多感官的复杂活动会刺激更多的脑区。

我老爸学习电吹管就是一个极好的例子，当他看着乐谱进行演奏时，大脑的各个区域是这样工作的：海马体参与对乐曲、指法的记忆；视觉皮层参与识别乐谱；听觉皮层参与收听吹奏的乐曲和伴奏；前额叶贡献丰富的表达；颞叶负责旋律和歌词；运动皮层和小脑负责手指运动和身体表现；杏仁核则对歌曲表现出极强的情感反应。

类似的复杂活动还包括唱歌（这里面也包含参与合唱）、朗诵、器乐演奏（包括自建乐队）、跳广场舞，等等。

对了，我还有一个小姨，超级爱跳新疆舞，有空真应该去看看……

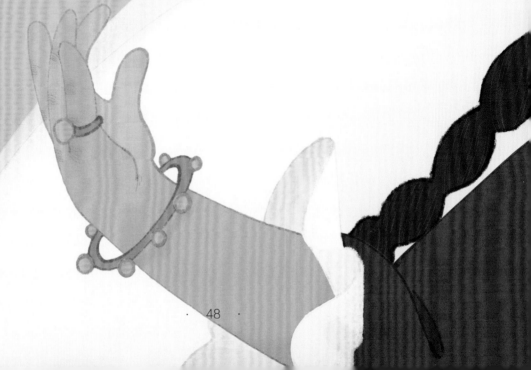

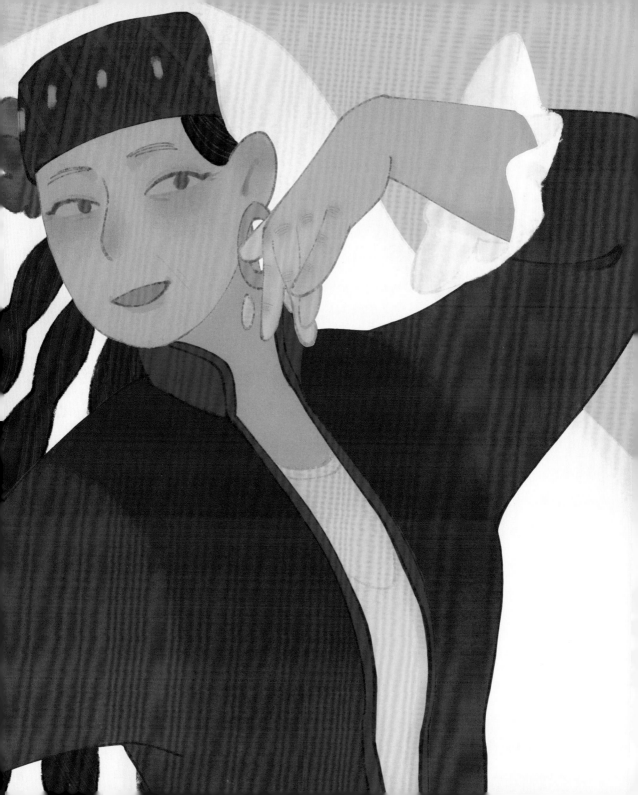

# 有意识的锻炼

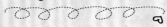

　　运动不仅仅是依靠肌肉和骨骼完成，更重要的是神经系统的参与。无论是打球、跑步、走路这样的大肌肉群运动，还是穿衣服、系纽扣、系鞋带、写字绘画、用筷子这样的精细运动，都会动用很多认知能力，找到老人尚存的运动技能，尽量通过有意识的锻炼让这样的技能继续保持下去。

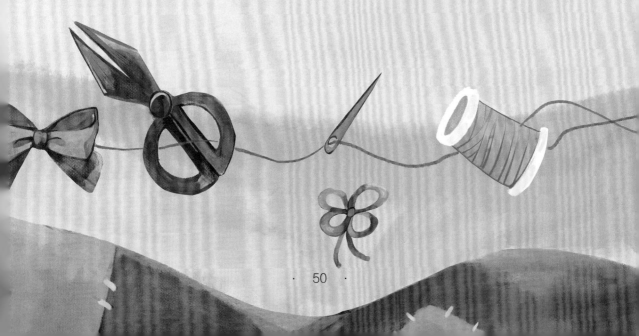

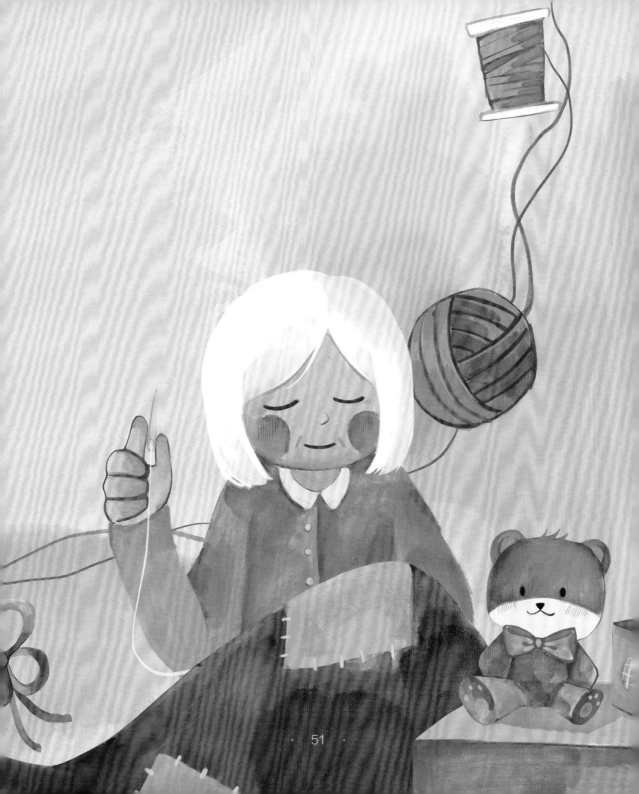

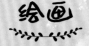

## 绘画

　　绘画已经被证明对缓解阿尔茨海默病有很好的作用。

　　如果你家老人对绘画有兴趣，一定要鼓励他们从简单的绘画开始，通过手部活动、眼睛观察和画笔、色彩等一系列的刺激，达到缓和照料的目的，为长辈重塑成就感。

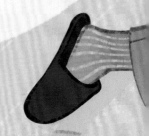

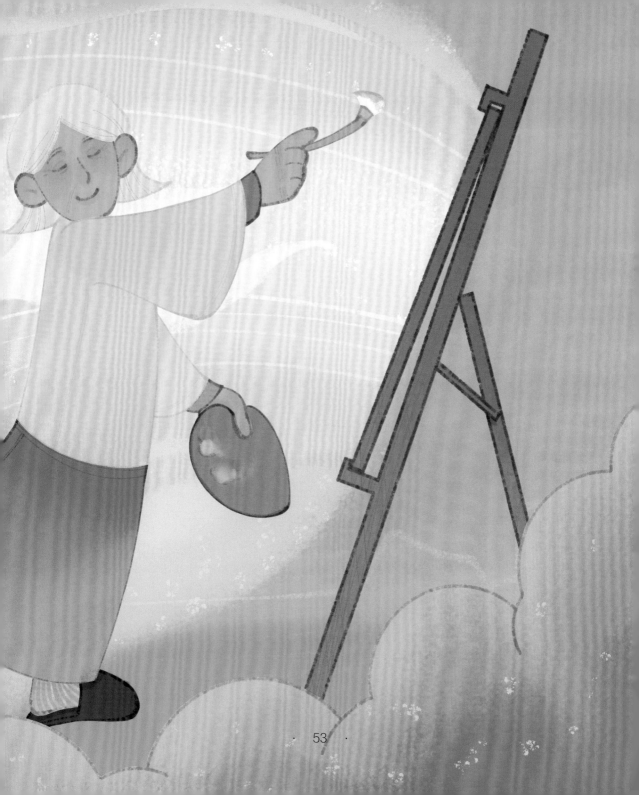

53

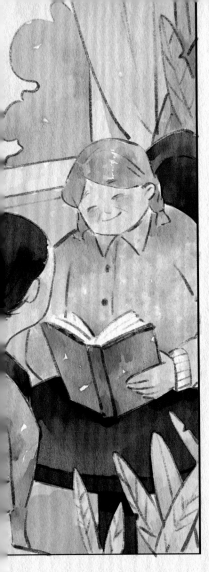

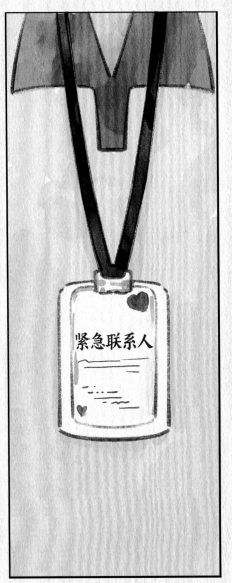

紧急联系人

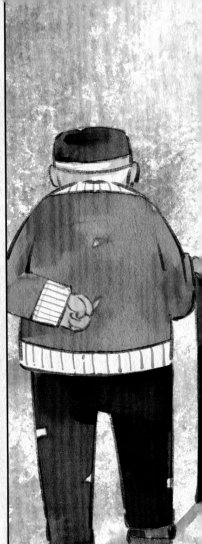

# 紧急联系人

患有阿尔茨海默病的老人又走丢了！

焦急之余，我们不妨研究研究走丢的原因。

一般情况下，老人计划出门做一件事，比如说出门买菜，由于短期记忆的缺失，出门一会儿也许他就忘记了出门的目的，于是踟蹰和徘徊，开始漫无目的地走走停停。

这时候路人如果问他。"您要去哪里""您是谁"等问题，他对名词、姓名、地点的表达可能出现障碍（语义记忆缺失）。所以一般情况下路人也不知道如何对他提供有效的帮助。

倘若这时候身边出现的一些场景能够激发老人曾经对某个时刻的感受（情节记忆），让他想起过去的某个地方或者事件，他就会自顾自地越走越远。

也许曾经他还能坐公交车、坐地铁，而现在认知能力的下降，会让他忘记如何操作（程序性记忆缺失）。

你看，老人走丢其实是记忆障碍、认知障碍带来的重合性伤害，这种情况下我们该怎么办呢？

首先，及早识别走丢风险，一旦家里老人有这种走丢风险，尽量减少他独自出门的机会。通过居家环境的调整，尽量减少家中的消极因素，不要让他（她）在家中感到焦虑和不安。并且有时间一定要带着他一起熟悉周边的室外环境。

其次，如果有可能的话，在他随身携带的物件上留下紧急联系人的电话，但是尽量做到保护隐私。我参与的阿尔茨海默病友好社区建设项目，采用环境标识、休息景观、友好商家、佩戴式设备等方式建立整体社区关照体系。

最后，如果真的发生走丢事件，要及时报警，并且尝试按照他的生活轨迹和曾经的生活场景去寻找。

## 生了病的"正常人"

我经常听到这样一句话：患有阿尔茨海默病的老人，依然还是正常人，不要把他们当成是病人。

这个观点我举双手赞成，但是情感上的"以正常人看待"不能取代从科学的角度来认识阿尔茨海默病。

我们在把阿尔茨海默病患者当成正常人之前，首先要明白他患病了，而且这个疾病异常可怕，这是科学的态度。

当我们对这个疾病有了一定的了解之后，才可能拨开疾病的迷雾，从心底里不惧怕疾病，理解造成各类问题行为的原因，把他们看作是正常人。

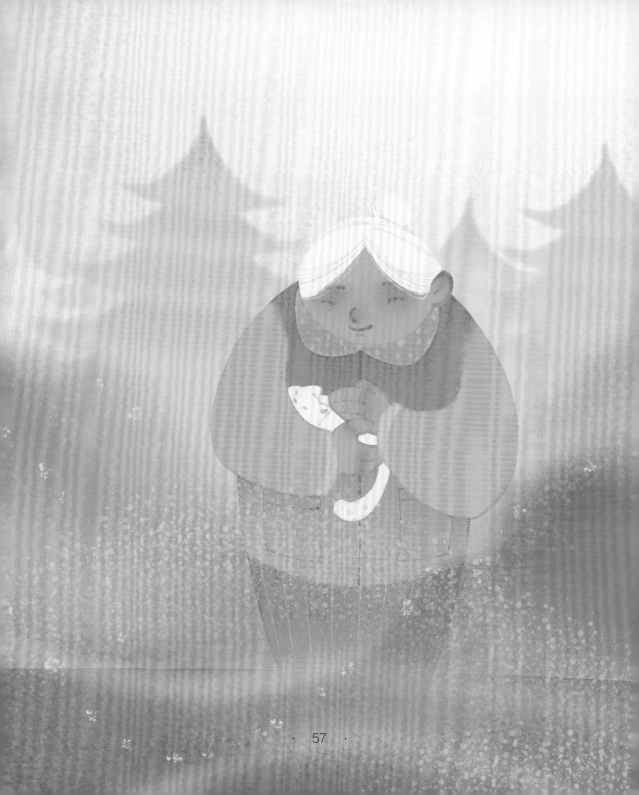

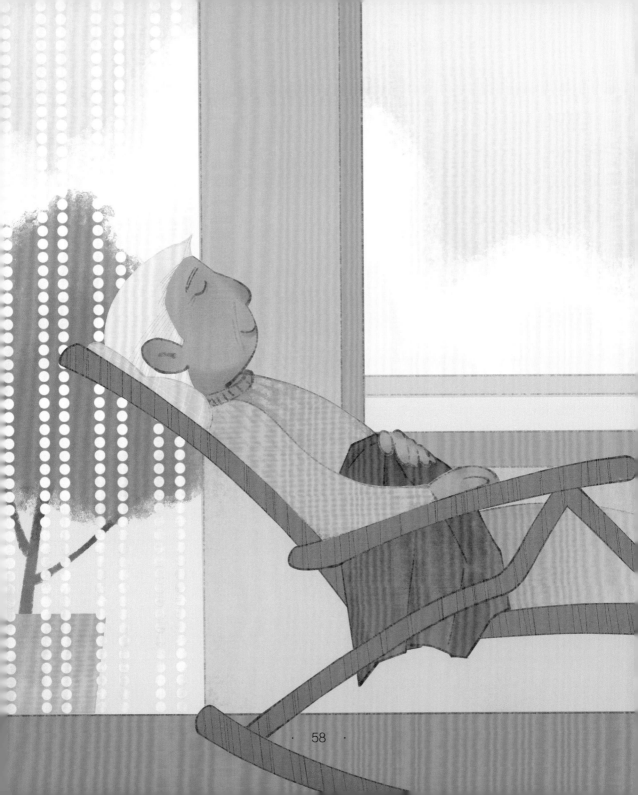

# 遵循睡眠习惯

你多久没有睡个好觉，并在醒来后感觉神清气爽了？

我们的大脑很辛苦，就算身体在睡觉，大脑却依旧在工作：大扫除（清除掉神经毒素和代谢产生的废物，尤其是诱发阿尔茨海默病的淀粉样蛋白），做养护（释放营养素培养神经细胞），存记忆（把新信息从海马体转移到更稳定储存的大脑皮质）。你发现了吗？这个过程很大程度上维持了我们健康的认知能力，如果一旦受到阻碍，就会加大患认知障碍疾病的风险。

遵循自己的睡眠习惯很重要。由于年轻人和老年人作息时间不一样，所以保持一致不重要，各自遵循自己的作息时间更重要。

另外，像我妈，每天都在阳光下步行一小时，这对她晚上安心睡眠很有帮助。而我爸晚上睡眠时间并不长，但是他一直保持午睡的习惯，这可以补充夜间睡眠的不足。

所以，我们既要认识到睡眠的重要性，也要观察家里老人的生活习惯，尽量让家人拥有属于自己的优质睡眠。

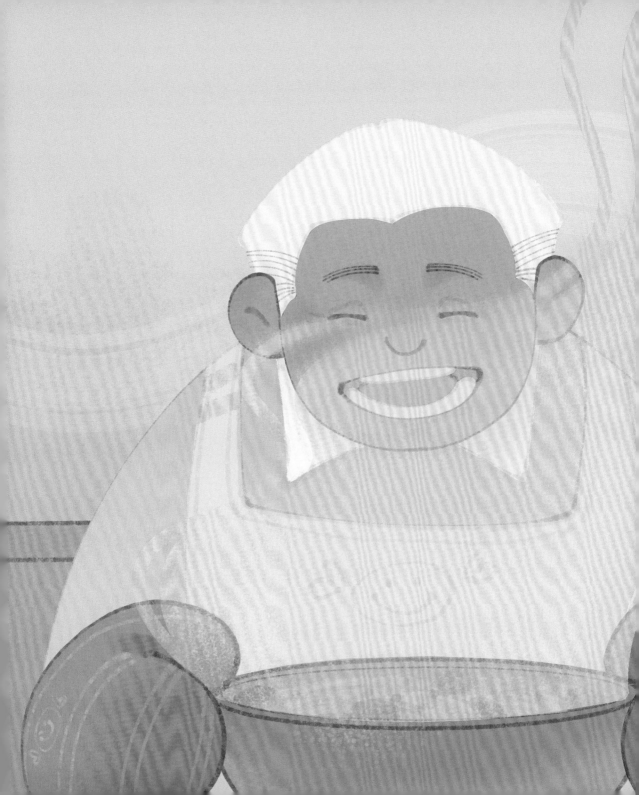

## 求助专业机构

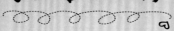

　　现在很多社区都设有老年人日间照料中心或者养老服务驿站。在这些机构中都有专业的照护人员组织各种活动，既能科学地进行照料，又能有效地让老人进行认知锻炼并达到社会交往的目的。

　　我为这些机构做设计的时候，会留有适当的活动空间，便于老年人开展手指操、手工制作、书画学习等活动，在室外还有园艺疗愈、五感花园等空间。在这些有效的活动中，老年人相互交流，欢歌笑语，其乐融融，也是对认知的有效刺激。

　　不妨现在就搜索一下附近的机构，一起去看看，为家里老人寻找一处专业机构，也为自己带来些许休息的时光。

有帮助的环境

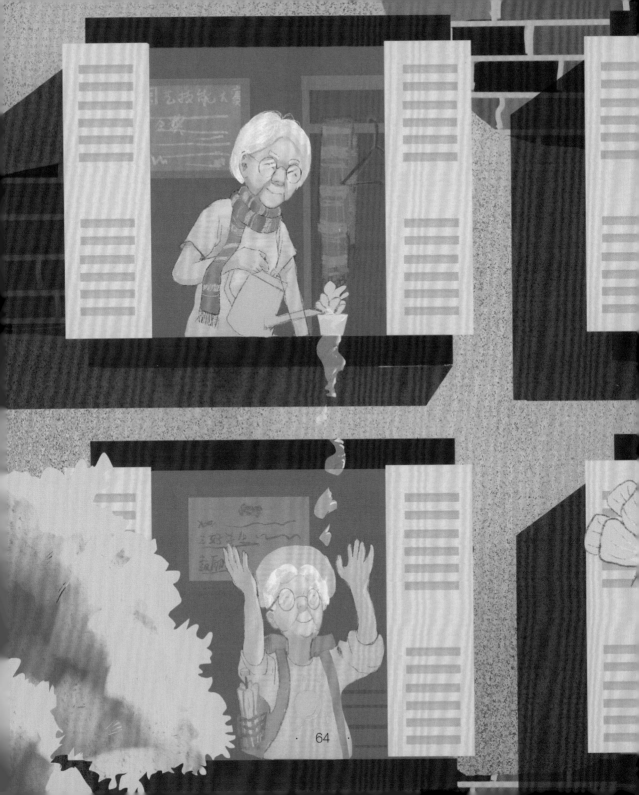

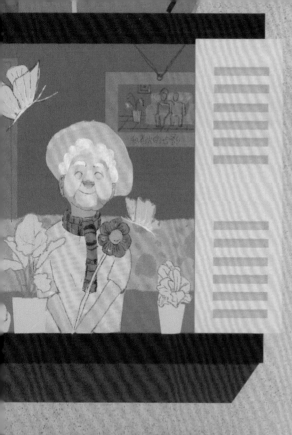

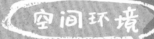

空间环境对我们认知能力和心理的影响远大于我们的想象，尽管我们的基因里对自然环境有天生的亲近感，但是很多人自从生下来，一生中有大部分时间是在"人造环境"里度过：在医院出生、在学校读书、在写字楼里工作……

我们无时无刻不受到人造环境的影响，这种影响给我们带来积极或消极的情绪、灵动或僵硬的思维、开放或自闭的交往，而绝大多数问题行为，都可以通过场景设计来缓解。

在我接触的阿尔茨海默病老年人中，最为突出的就是以下这些现象：

徘徊、迷路、消极、焦虑、易怒、有攻击性、情绪沮丧、时间感错乱、日常行为能力降低……

科学构建生活场景可以帮助他们减少不安情绪、让他们不迷路、主动关联过去的记忆，进而重拾自立生活的能力。

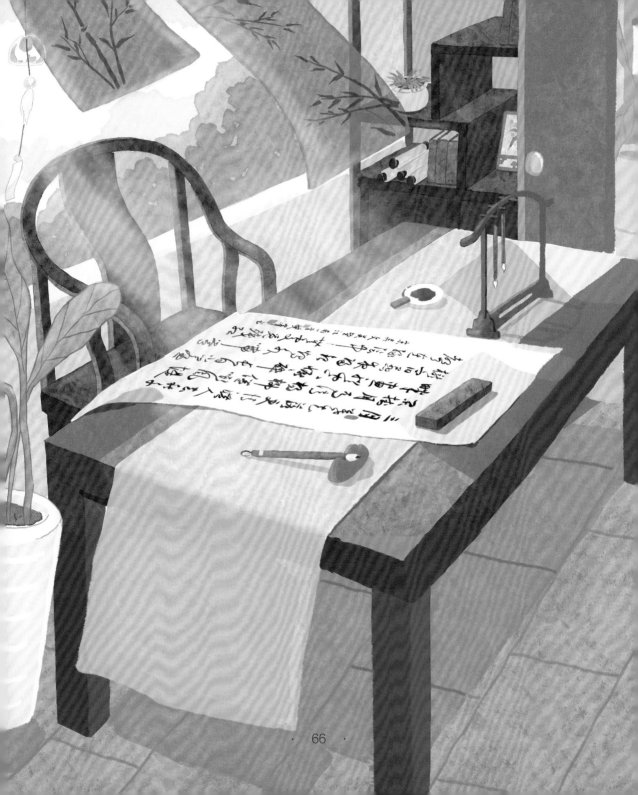

# 环境的引导

老人情绪沮丧，自我封闭，感觉在任何时候都提不起精神，对周围没有任何兴趣，主要原因是所处环境没有提供有效的刺激与暗示。

科学研究表明，当我们在一个相对开放的空间内进行头脑风暴时，创意思维异常活跃，但是在密闭的空间里，我们的创意就会大打折扣。这是"具身认知"理论里提到的心理、身体与环境的互动关系。

不同的空间形式代表着不同的含义，这种环境的"暗示"通过家具布局、装饰材料的材质和颜色、灯光的色温传达给老人不同的行为刺激。

一间开放的、阳光明媚的客厅，摆放一个茶台或者一张长桌，放上文房四宝或者茶具、书籍，这个空间就会暗示老人：来这里喝茶看书吧，晒晒太阳、写写毛笔字。

一个走廊的角落，面对面放着的沙发和小圆几，暗示老人：来这里休息会儿，聊聊天吧。

暖色系的床品、暖黄色的微光，松软的枕头和被子，暗示老人：来这里好好睡一觉。

当不同空间采用不同的装饰与场景会让老人产生积极的情绪，沮丧、孤独、封闭的状态也会得到极大的改善。

同时，这样的环境也会给你带来自在、放松、积极的精神状态，你也能够更好地照料身边的老人。

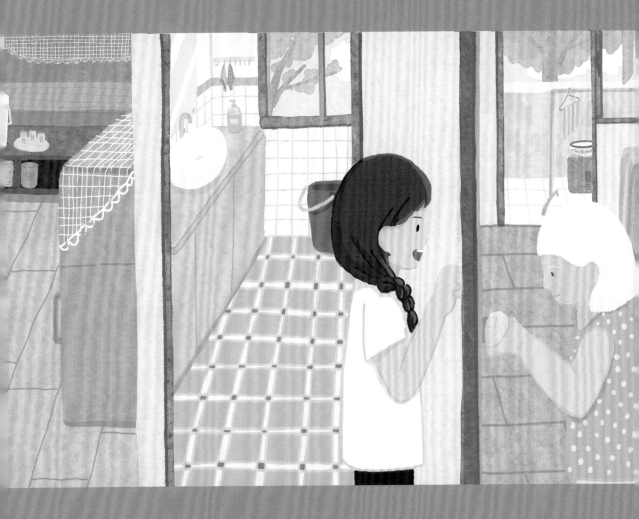

# 重拾空间掌控感

消极、焦虑，暴躁易怒，有攻击性，产生这些情绪和行为的部分原因是自己曾经的私密空间被剥夺，失去了对空间的"掌控权"。而当我们的身边出现自己曾经熟悉的物件、画作、照片时，我们的内心会更加安定和自如。

场景设计遵循的空间逻辑很简单：私密空间—半私密空间—公共空间的有效过渡。

结合取快递这件事，我们就能更好地理解这几个专业词汇代表着什么含义。有一天你还在床上呼呼大睡，突然快递员来送货。如果他放在门口就走，你可能穿着家居服，打开一个门缝就能拿到快递。不过，如果他放在了楼道电梯厅旁边，你肯定会再披上一件外衣走到电梯厅去取回快递。如果放在小区主入口处的公共场合里，你是不是会穿得更加正式一点才会出门？

家门口、电梯厅、小区主入口就分别代表着对于你而言的私密空间、半私密空间和公共空间。与此对应的是你对不同空间的"掌控权"，越是私密空间，掌控度越高。

仔细观察阿尔茨海默病老人的生活空间，让每一个空间的过渡都显得自然顺畅，以上三种空间都是必须的。哪怕再小的空间过渡，比如受老人行为半径的影响，你甚至可以缩小成床边、卧室门口、客厅。

我们按照这样的空间逻辑去照护他，不要在无意间剥夺他的私密空间，当他重拾对空间的掌控感时，消极、焦虑的情绪和攻击性的行为也会减少很多。

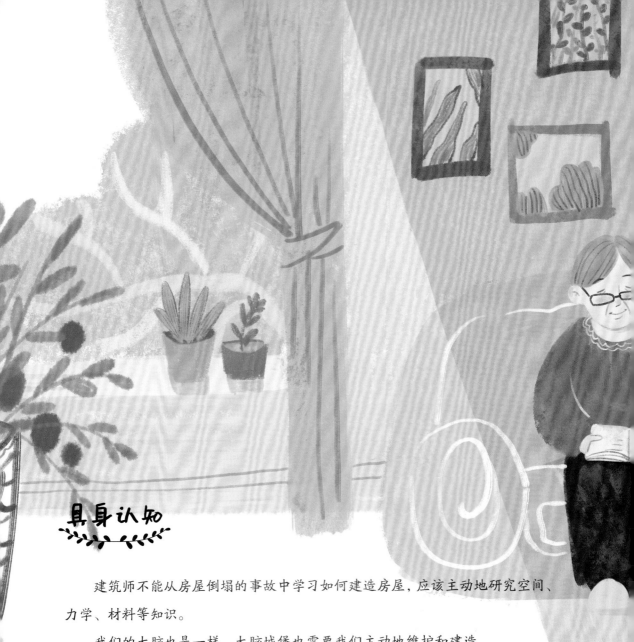

## 具身认知

　　建筑师不能从房屋倒塌的事故中学习如何建造房屋，应该主动地研究空间、力学、材料等知识。

　　我们的大脑也是一样，大脑城堡也需要我们主动地维护和建造。

　　"具身认知"的理论告诉我们，在一个阳光灿烂、绿植环绕的环境下深度阅读或者沉浸式欣赏一会儿音乐，都会让我们的大脑得到很好的保养。

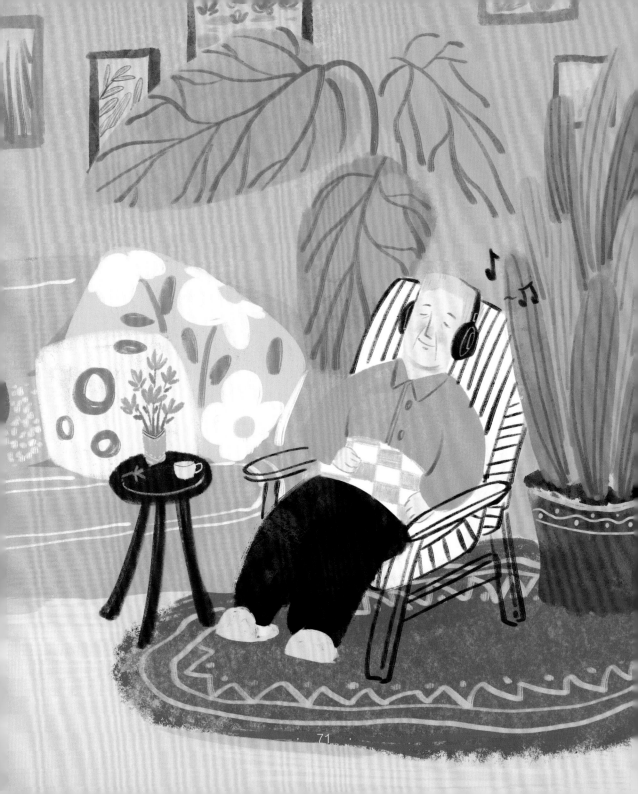

# 五感刺激

科学研究表明，当我们看到绿色植物或者其他自然景观的时候，只需要20~30秒钟，过高的心率就会降到正常水平。只需要3~5分钟，就可以降低过高的血压，这是大自然送给我们的礼物。

每个人对于自然环境的亲切感是天生的，在老年人这里尤其突出。

要知道打理花草时，不仅仅是看看鲜艳的颜色而已，手与眼完美配合才能准确地修剪枝叶；摩挲着粗糙的枝干，微风吹过，湿润泥土的气息混合着花朵的香气，刺激着我们的触觉和嗅觉；窗外小鸟叽叽喳喳的声音刺激着我们的听觉；倘若种一点水果蔬菜，那更是对我们味蕾的奖赏。

五感刺激就是这么简单，想尽办法调动我们的视觉、听觉、嗅觉、触觉、味觉，并且让这些感官之间产生关联，对身心都有很大的益处。

所以，如果有条件，就在院子里种种花，种种菜。如果没有院子，在阳台为老人开辟一处绿植空间也很好，不是吗？

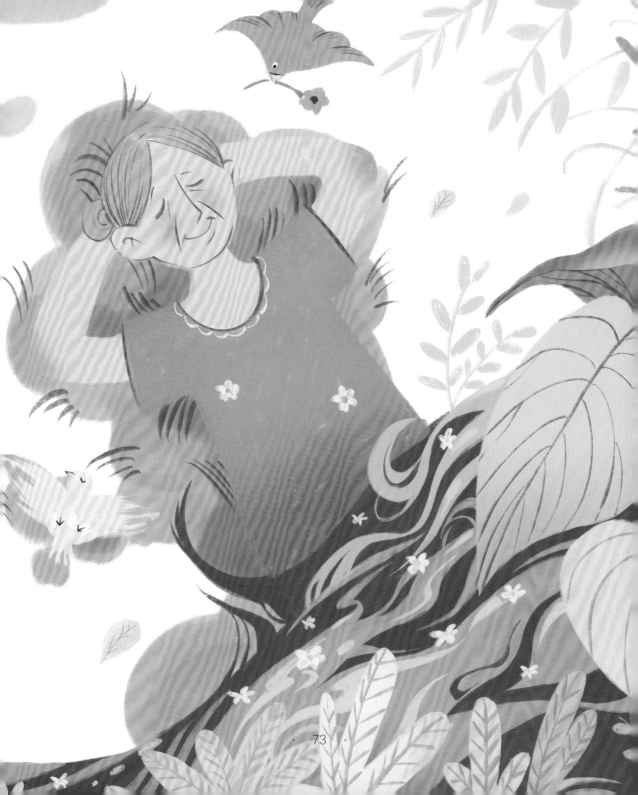

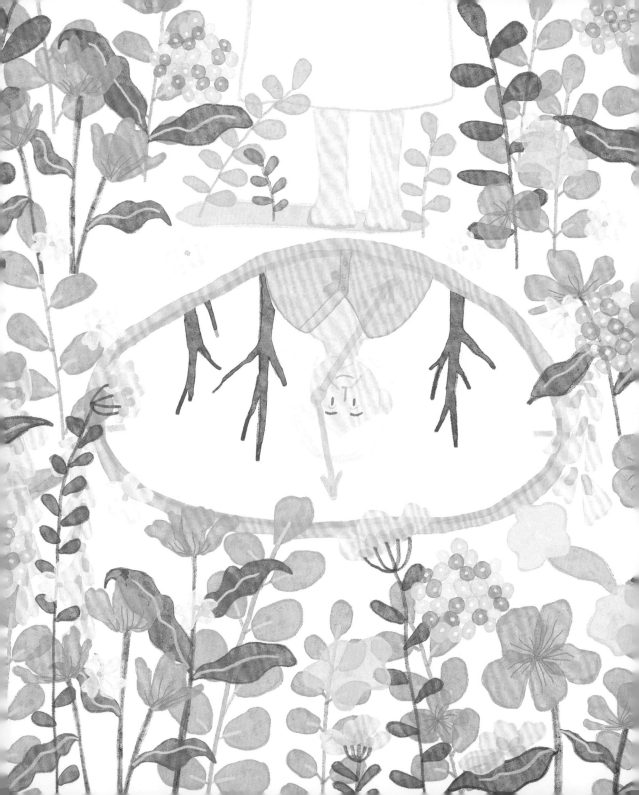

# 感知自然环境

阿尔茨海默病人时间感错乱，分不清楚正常的时间维度，时常日夜颠倒，甚至有时候对季节也会有误判。这个时候我们要判断是不是在整个生活空间内没有自然环境的引入，或者引入了错误的"自然环境"，给病人带来了误解。

之前参访一个养老机构时，我了解到有一位老奶奶在秋天拒绝穿毛衣，却执意要穿连衣裙，这可急坏了护理人员。问起原因也是让人哭笑不得，老奶奶指着窗外的松树说道："你们看，外面的树叶还是绿的，怎么能穿毛衣？"

在她的认知里，只记得树木是春天发芽、秋天落叶。她觉得窗外绿树成荫，一定还没到穿毛衣的季节。好在院长是个通情达理的人，赶忙把松树移栽到别处，耐心地告诉老奶奶，树木都落叶了，代表着天冷了。老奶奶稍作迟疑，马上回到自己的房间穿上毛衣。

跟随自然环境的变化调整人的行为，是镌刻在我们基因中的潜意识，同样，日落而息、日出而作也是人的本能。有些养老机构或者家庭环境中，担心老人晚上起夜看不清楚，或者为了照护人员方便"照看"，在卧室里整夜开着灯，这下，起夜变成起床，进而整个生物钟都错乱了。

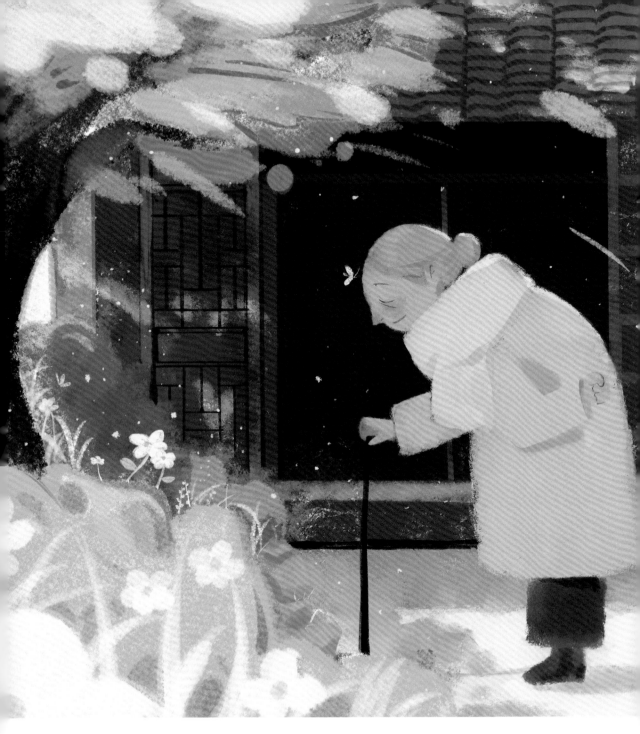

# 徘徊

　　徘徊，特别是看似毫无目的地徘徊游走，这种状态绝大多数来源于内心的不安定感。

　　在苏州的一家阿尔茨海默病照护机构里，有一位老人从入住机构开始，每天就围着中庭不停地徘徊转圈。这样漫无目的地转圈，不但会加剧她的不安定感，还会加大跌倒的风险。一位非常有经验的照护专家专门去老人家里了解她的生活，回来后对环境做了一个小调整，这位老人就不再漫无目的地徘徊了。

　　原来，老人过去有种植花卉的生活习惯，于是照护专家在照料机构的中庭附近，专门打造了一处绿植空间。当这位老人再次走到中庭时，看到了熟悉的场景，缓解了不安的情绪，自然而然地开始打理花草，不再盲目地徘徊，也逐渐恢复了正常的生活行为。

　　你看，当了解阿尔茨海默病各种问题行为背后的缘由时，我们就能够更加理解他们，也能用更好的方式来帮助他们。

# 散步

找一个阳光明媚的日子，带着老人一起去散步吧。

因为悠闲的散步会让大脑呈现一种积极的活力状态，"幸福三剑客"会同时发挥作用。

当你们步行 15 分钟左右的时候，内啡肽便开始发挥作用，大脑渐渐进入一种"兴奋"的状态，不自觉地开始考虑"快乐"。

紧随其后的是多巴胺。它让"快乐"的想法逐渐稳定下来，并且带给人"梦想、期待和希望"。这时候大脑就开始朝着快乐、幸福的方向涌现各种积极的想法。

第三个出场的便是血清素。它的分泌更像是军师的作用，它让大脑中产生的"快乐冲动"逐渐变成可以实施的策略，促使我们思考怎么样才能实现这些积极的想法。

当然，除了心理的愉悦，身体其他部位也会发生一些积极变化：

由于大脑的兴奋和期待，老人眼神越来越有神，脸上也浮现积极的表情，关键是皮肤在血清素的帮助下也更加紧实，更加有光泽。

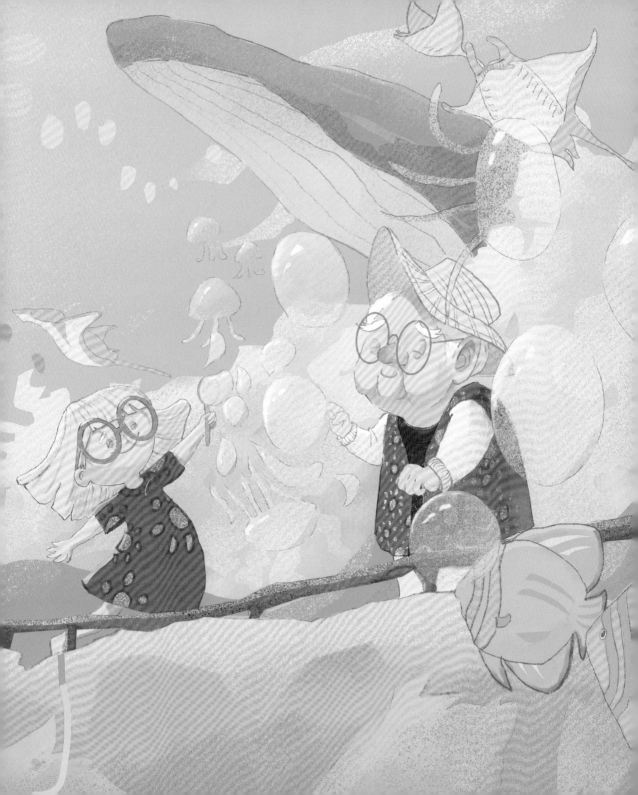

# 消除环境带来的不安

　　我在阿尔茨海默病养老机构和患者家里发现了诱发老年人情绪波动的几个消极因素的来源，大家有空的话检查一下这些消极因素，并按照我的方法尝试着改变一下：

　　突然出现的陌生人。比如首层住宅窗外时而经过的路人，或者在养老机构生活区突然出现的陌生来访者。你可以在窗户上增设半透明窗帘，挡住外部视线的同时，也不妨碍采光。养老机构则应该设置专属的私人空间。

　　过于复杂的空间环境。比如突然来到一个陌生环境，或者路线曲折的空间都会让阿尔茨海默病老人感觉不适。尽量在保证安全的同时，保持老人原有生活空间不变，尽量不要让老人独处于道路曲折狭窄的空间内。

　　由疾病带来的身体不适。要持续关注阿尔茨海默病老人的生理、心理状况，有时候他们不能完整表达自己的不适感，因此表现出躁动、易怒等情绪。

　　噪声与光线不足。噪声导致的幻觉会让老人感到极度不安，并且光线不足或者莫名的光影摆动也会让他们产生幻觉。这时候就需要减少噪声，并且均衡地调整空间光线。

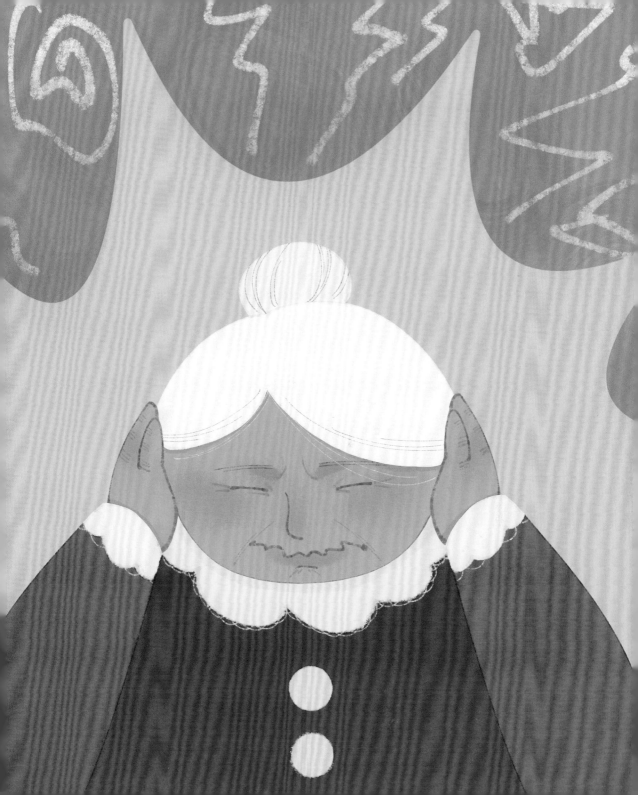

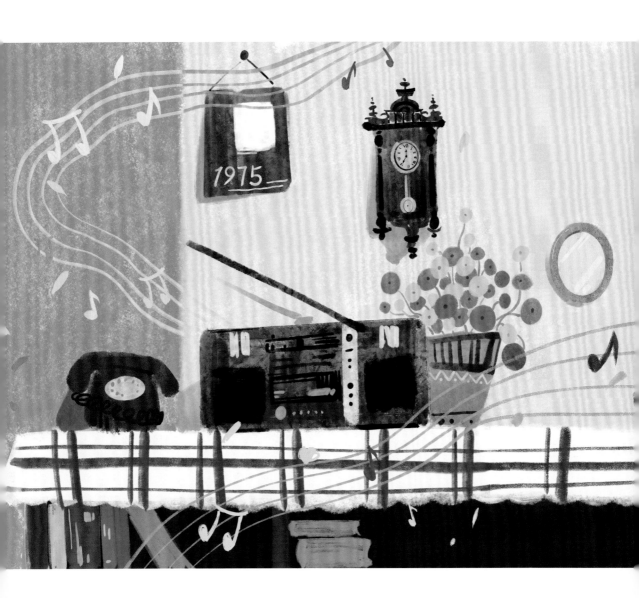

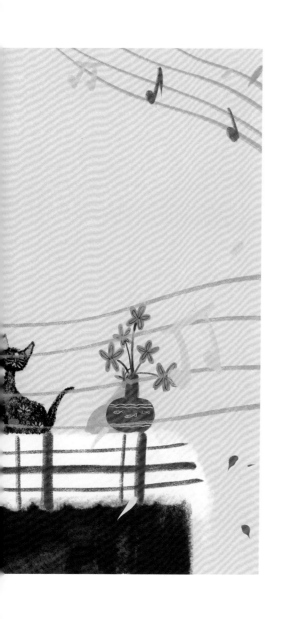

# 老物件

　　你有没有发现，很多老年人对自己房间里的物品格外在意，我们试图给他"断舍离"一下的时候，总会遇到很大阻力？

　　一方面，每个人的私密空间都应当得到尊重，在阿尔茨海默病老人这里更要注意，不要随意突破私人空间的边界，否则会给他造成极大的不安感。

　　另一方面，有不少老物件实际上对于老年人来说是一种心理和认知的情感寄托物。

　　保留具有纪念意义或者特殊意义的物品，是我们照料阿尔茨海默病老人很重要的一个环节，这就是人与物之间的情感羁绊。

　　在这种关系下，我们可以延伸更多的场景，给这些老物件赋予新的意义，让这些看似无用的老物件成为一件艺术品。这种"艺术品"有助于缓解认知障碍导致的不安情绪。

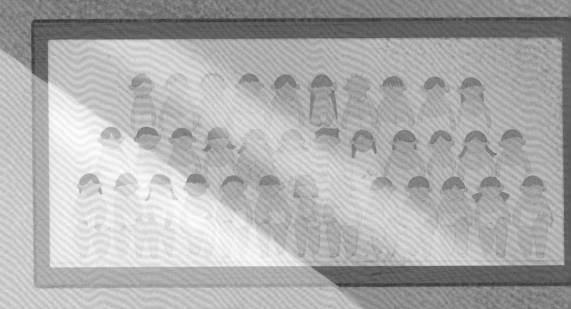

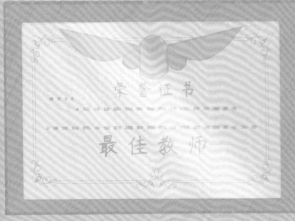

荣誉证书

最佳教师

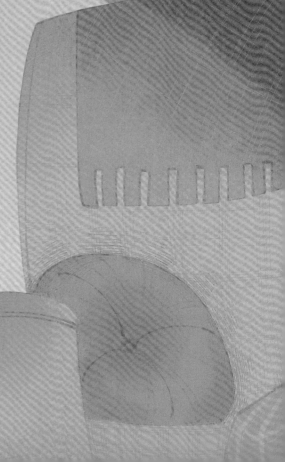

## 老称呼

　　如果不得已要搬离原先的生活环境，那么在进入一个新环境中时，最好能够保留一两件过去常用的家具，按照之前的生活习惯为老人布置好。在他长期的社会关系中，如果过去的职业或者职务对他而言是美好的记忆，那么称呼他"老师""医生""校长""主任""厂长"等，也许会让你得到不一样的收获。

　　因为这种称呼是在他长期记忆中存在的"传记式记忆"，你可以把这样的称呼理解为记忆长河中的一个个"码头"，通过这样的"码头"节点，更容易建立他对过去不同生活阶段的记忆，也更容易顺着这个路径找到现在的记忆点。

　　也可以考虑用过去的某一张照片、某一幅画装饰墙面，把曾经的用品变成家里的摆设，这些都能起到很好的缓和作用。

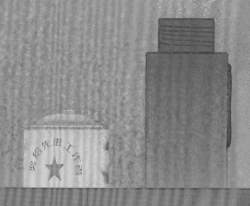

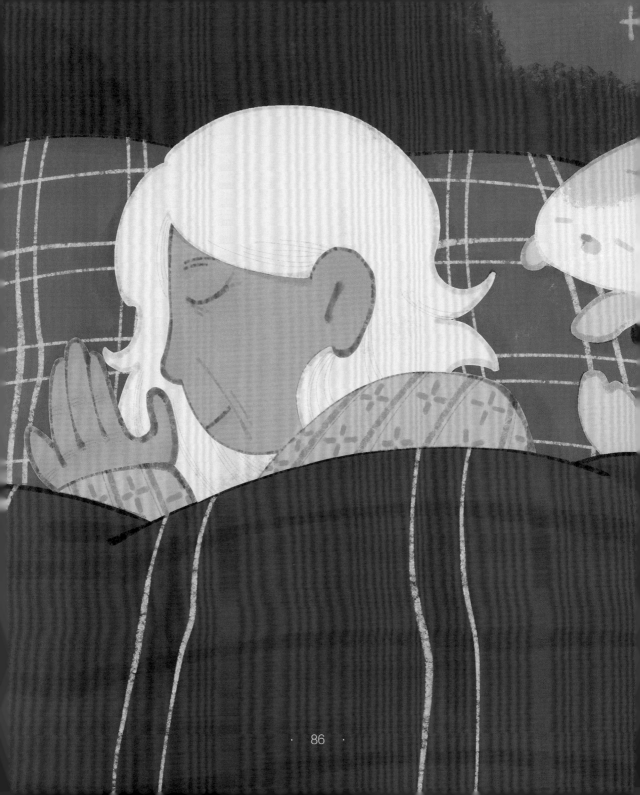

# 睡眠环境

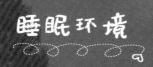

空间环境如何让我们拥有良好睡眠呢？

下面这几个方法，既简单又有效。

避免睡觉前使用手机和平板电脑，不仅因为蓝光会干扰褪黑素分泌，导致难以入睡，还因为看文章、刷视频会让大脑变得兴奋起来。

房间里不仅要足够暗，还要有感应夜灯作为起夜时的辅助照明。这点很重要，足够黑暗的环境能够保证睡眠，如果起夜时灯光太亮，那就彻底清醒过来了。

卧室温度不要过高，保持卧室内凉爽，被窝里暖和，这种环境最容易帮助入睡。

# 光与色彩带来的心理暗示

光线不是越亮越好。

很多时候我们担心阿尔茨海默病老人看不清楚室内环境，就试图把房间的光线调整到最亮，这样并不能保证他们的安全。过强的光线只会增加眼睛负担造成眩光，并且造成更强的明暗对比，增加他们的心理恐惧。

应当尽量采用各种辅助光源，比如台灯、感应夜灯、吊顶或墙面的泛光灯带等。

不要使用颜色过深的木地板和家具，在沙发上放置颜色鲜艳的靠包来提醒老人：这里是安全的，可以坐下来。用颜色鲜艳的马桶圈替代白色的马桶圈，来提醒老人：这里可以安全坐下。

总之，空间亮度是否合适，不能单靠灯具，而是要看整体的色彩和搭配。

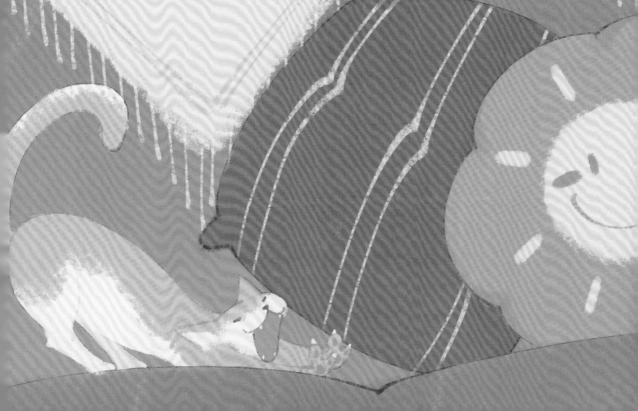

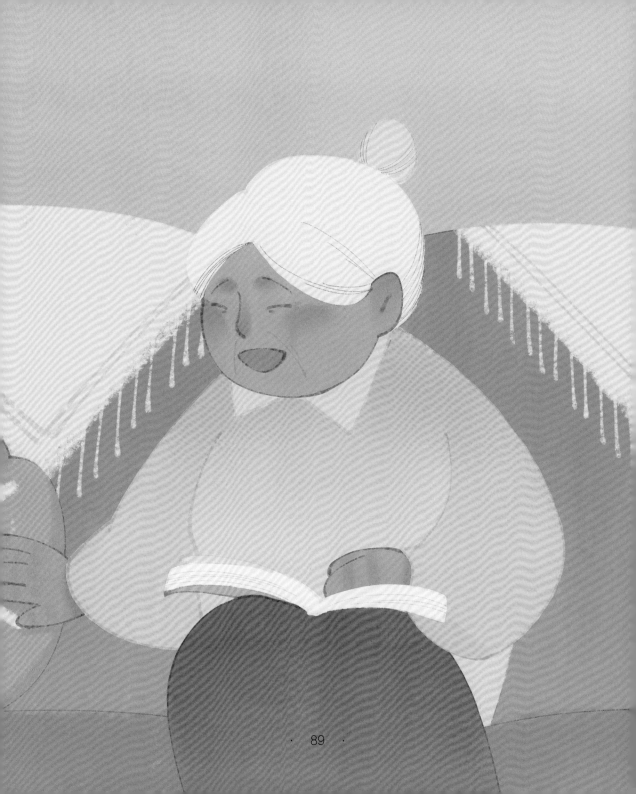

# 颜色反差带来的心理暗示

　　家庭环境的色彩对比很重要，但是也要分地方。

　　墙面和地面的颜色对比应当清晰一些，这样更加容易区分墙面和地面，保证安全性。

　　地面色彩建议颜色反差不要过大，一些追求丰富花纹的地面很有可能给家人带来视线干扰，让人误以为存在台阶甚至是深坑。比如卫生间地面颜色很浅，而其他区域都是深色地板，这时候即便卫生间内外地面没有高差，患有阿尔茨海默病的老人也可能会误以为这里有台阶，或者有危险而不愿去卫生间。

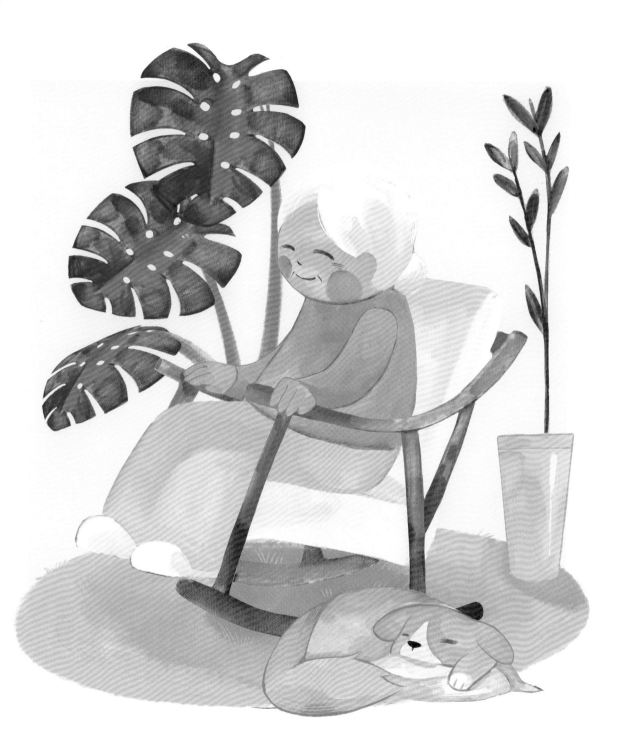

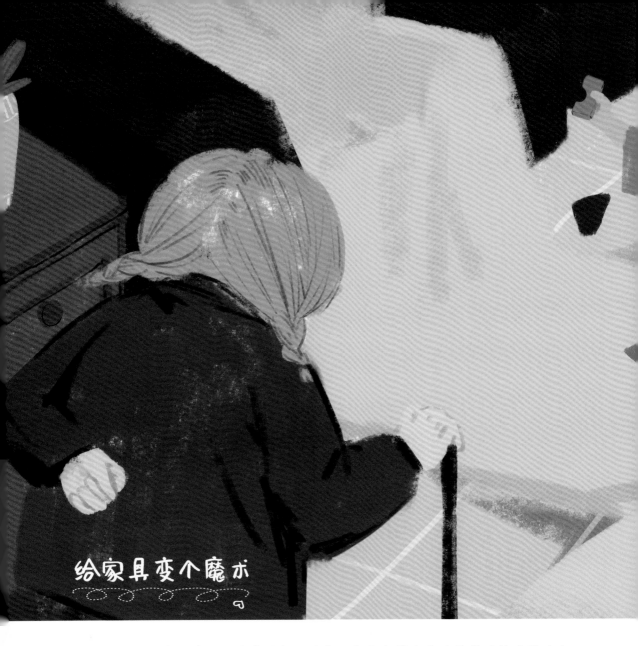

给家具变个魔术

绝大多数家庭在老人健康时购买的家具颜色都是和家庭装修风格比较吻合的，但是当家人患有阿尔茨海默病时，我们就需要让家具的颜色和家庭装修的颜色形成一定的反差，增强家具的空间感，提高色彩辨识度，让家人在区分各

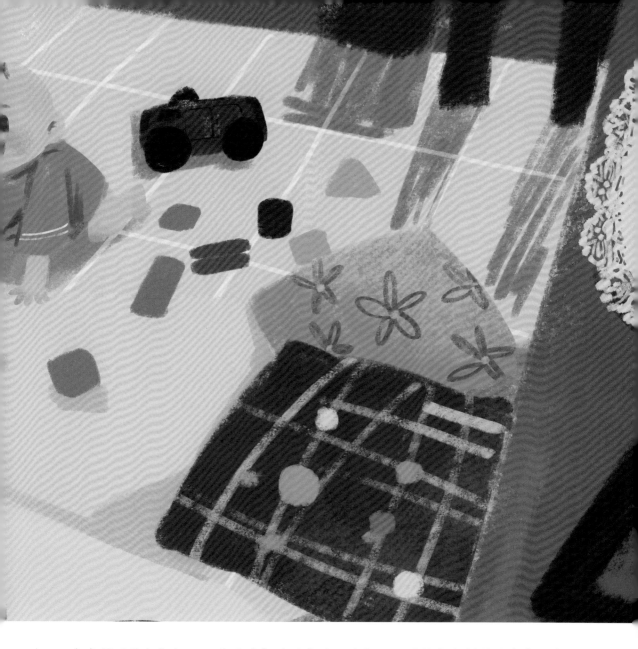

个空间时更加轻松。不需要重新购买家具，我们可以更换颜色鲜艳的桌布或者坐垫，给家具变个魔术来达到理想效果。

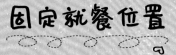

# 固定就餐位置

　　奶奶在我家有固定的位置吃饭，因为她已经习惯这个位置，并且无论从客厅还是卧室走过来都是最近的距离，所以爸妈就不再调整她的位置。同时增加了餐桌的照明，换成与桌布颜色有反差的餐具，方便她更清楚地看到饭菜，增加食欲。

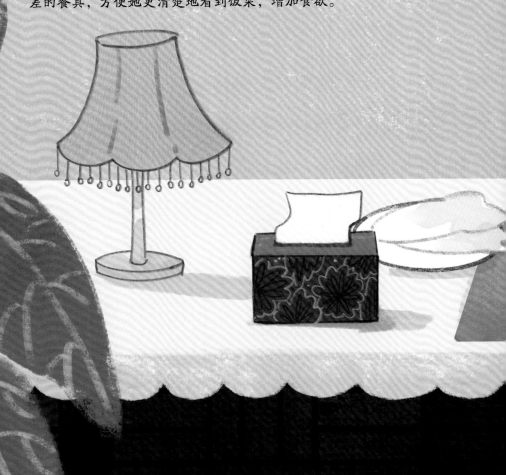

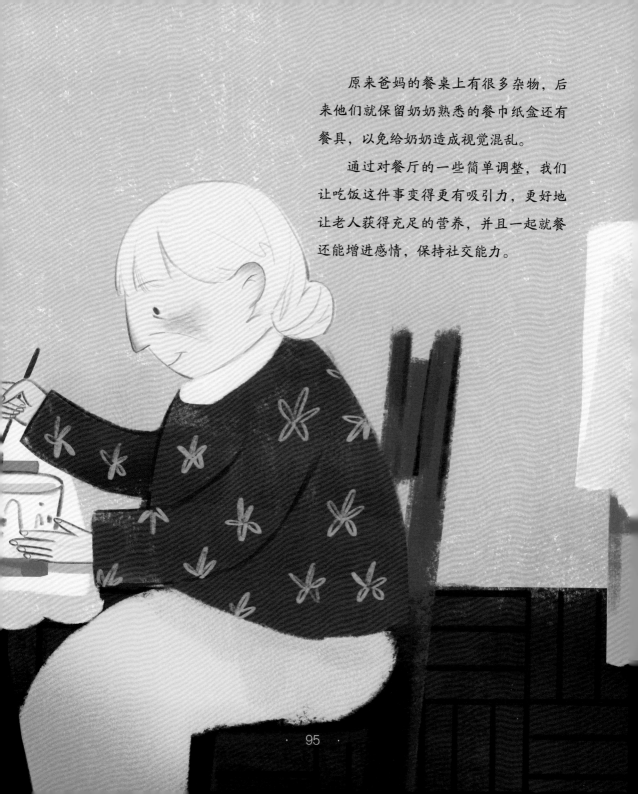

原来爸妈的餐桌上有很多杂物，后来他们就保留奶奶熟悉的餐巾纸盒还有餐具，以免给奶奶造成视觉混乱。

通过对餐厅的一些简单调整，我们让吃饭这件事变得更有吸引力，更好地让老人获得充足的营养，并且一起就餐还能增进感情，保持社交能力。

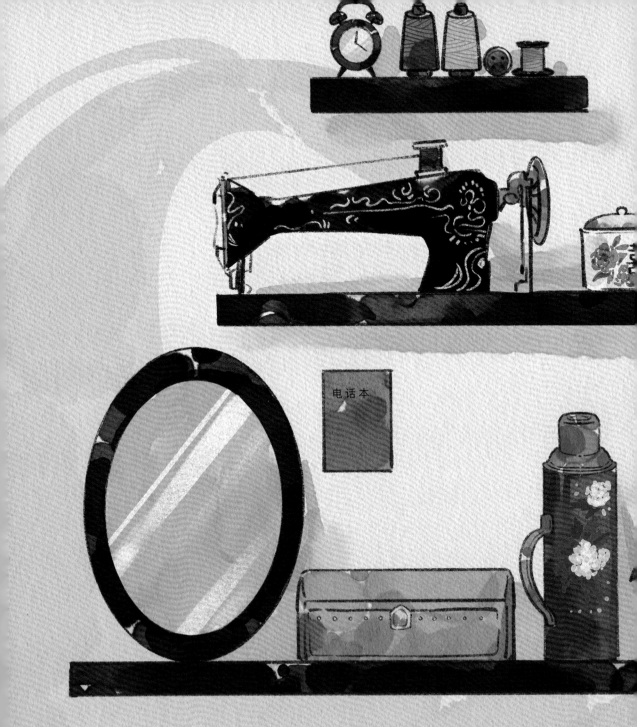

电话本

# 熟悉的生活环境

2019 年爸爸妈妈来北京看我，出发前和奶奶商量好，请她暂时去姑妈家住几周，奶奶也体谅爸爸妈妈这么长时间的辛苦照料，高高兴兴地答应了。

爸爸妈妈到达北京还不到一周，姑妈打来电话，说奶奶偷偷流眼泪，最要命的是三天都不怎么好好吃饭。

爸妈给奶奶打电话，奶奶说："我想回家，你们是不是不要我了？"

于是爸妈立刻飞回新疆，把奶奶接回家之后，她的食欲也好了，气色也好了。其实姑妈照顾得非常好，只是突然换了环境，奶奶觉得非常不适应。在她心里，爸妈的家更像是自己的家。

家，是过去很长时间一点一滴，一分一秒建设起来的心灵和身体的庇护所，有时候和空间无关，那是回忆、感情和爱。

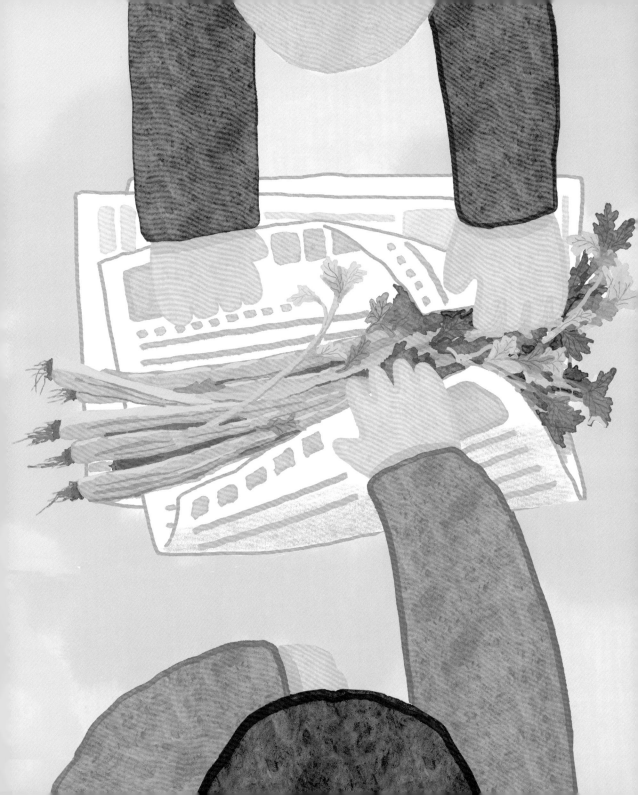

# 熟悉的味道

　　我小时候，西北老家冬天吃的蔬菜只有"老三样"：土豆、白菜、胡萝卜。想吃绿色蔬菜简直太难了。

　　记得上小学的时候，我守着奶奶家的火炉写寒假作业，奶奶从院子里拿进来一个用报纸包裹着的东西，拆开里三层外三层的报纸，当最后一层打开时，满屋子都是芹菜的香气。奶奶说："今天咱们吃芹菜饺子！"

　　原来奶奶几个月前就把芹菜包好了放在地窖里，等到了没有绿色蔬菜的日子，拿出来给我吃。

　　这种香气，甚至在我现在写这行字的时候，还依然能闻得到。

　　你知道吗，嗅觉是能够唤起情感和记忆的感官系统，原因是当我们受到气味刺激后，嗅觉神经会把气味产生的特殊信息传送到大脑的海马体与杏仁核，它俩一个负责长期记忆和回忆，一个负责情绪管理。

　　所以，在我们照料老人的场景里，用熟悉的气味（无论是花香还是饭菜香）营造更舒适的环境，老人也会进入更加安心的状态。

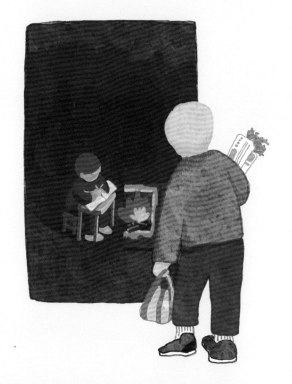

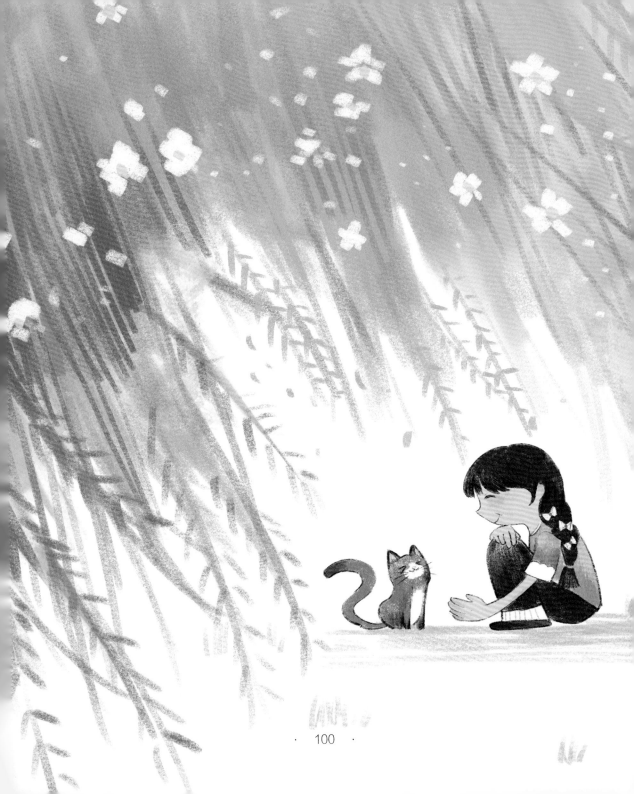

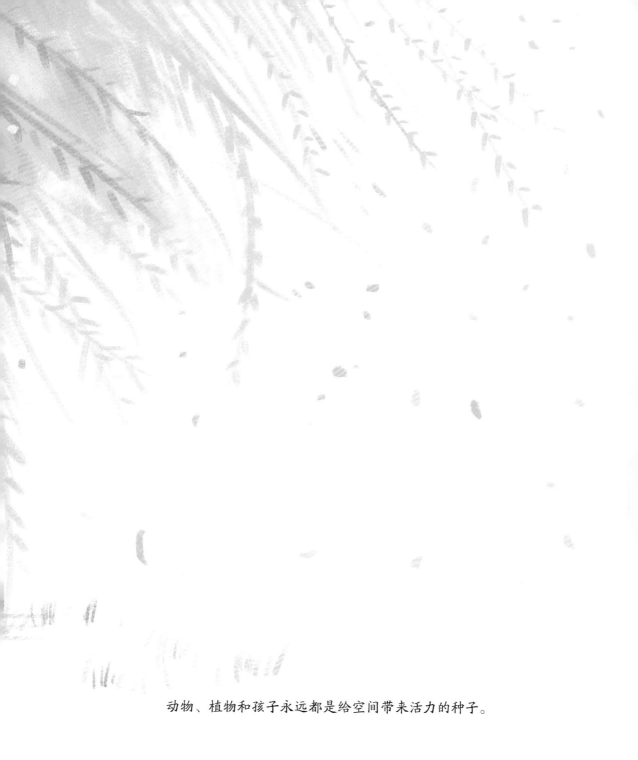

动物、植物和孩子永远都是给空间带来活力的种子。

有用的东西

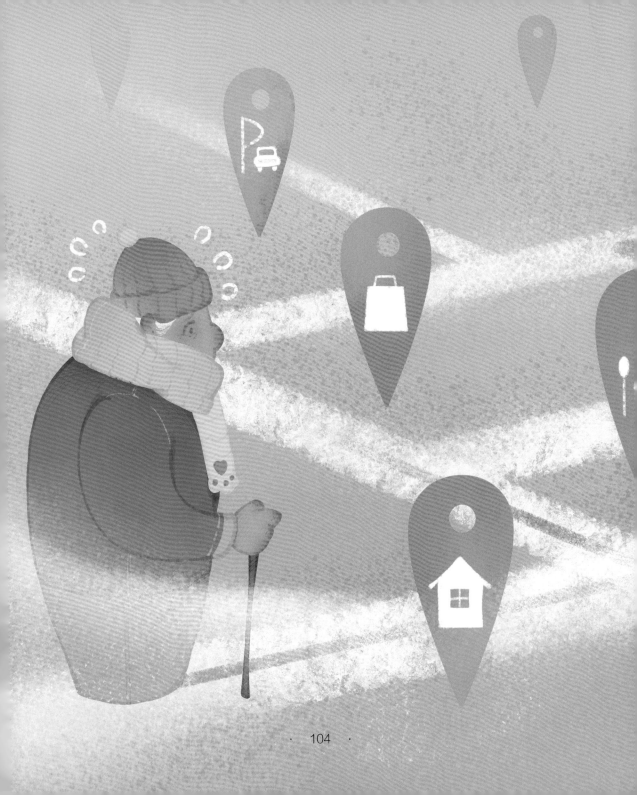

# 固定的路线、熟悉的物品

想象一下我们是如何描述日常生活的空间环境的？

你在提到这些日常空间时，是不是会这么描述："红领巾桥西""朝阳大悦城北""村口大树下""小区超市往左第三个大门""向东 100 米左右的路口，再向南走 50 米"……

这是因为我们在对日常空间记忆的过程中，会依赖于一张虚拟的"地图"进行空间识别，通过特有的节点（标志物），加上路径（路线和距离）来定位空间。

这就是"认知地图"。

对，感觉就像开车时使用的导航系统一样。

然而，阿尔茨海默病老人的"导航系统"已经严重损坏，就像是导航系统由于卫星信号弱，无法识别道路一样。他们无法通过"认知地图"中的节点和路径有效地唤起记忆。

因此，他们找到回家的路、找到目的地就显得异常困难。

我们在场景设计中应当怎么做呢？在家里，我们可以规划好固定的行走路线，不要随意兜圈子，不要随便改变家具位置；在需要到达的每个房间，用明显的装饰物标记出来；用便签条记录物品的名称。在养老机构里，入户门前设置"记忆盒"，里面放上这个老人熟悉的物品，而非冰冷的门牌号，老人更容易找到自己的房间。

# 增加"标志物"

迷路，太可怕了。曾经熟悉的街巷变得非常陌生，离开家门之后找不到回家的路，这种症状的原因来自大脑中对于空间定向能力的衰退。

我们可以在重要的空间位置增加"标志物"来增强老年人的空间定向能力，比如家门口的花架、走廊转弯处的休闲沙发，甚至是卫生间门上悬挂的布娃娃，都可以减少老人迷路的概率。

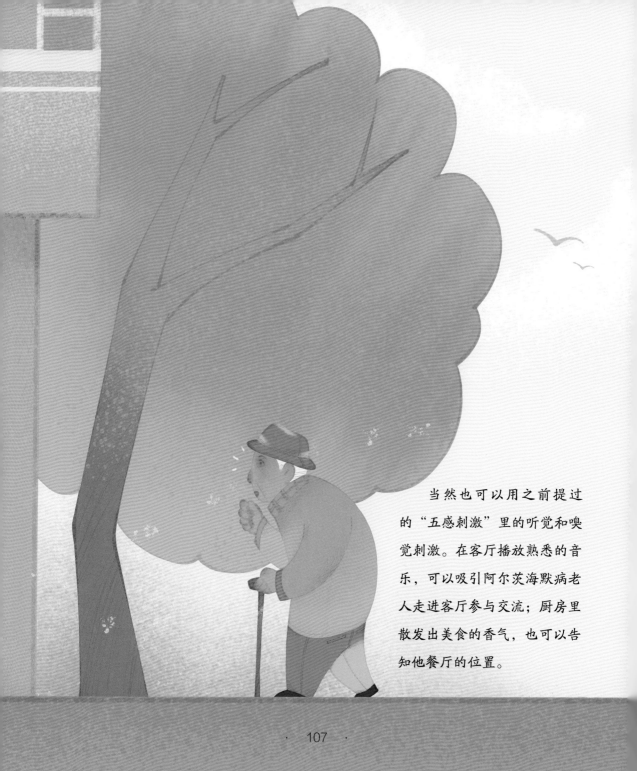

当然也可以用之前提过的"五感刺激"里的听觉和嗅觉刺激。在客厅播放熟悉的音乐，可以吸引阿尔茨海默病老人走进客厅参与交流；厨房里散发出美食的香气，也可以告知他餐厅的位置。

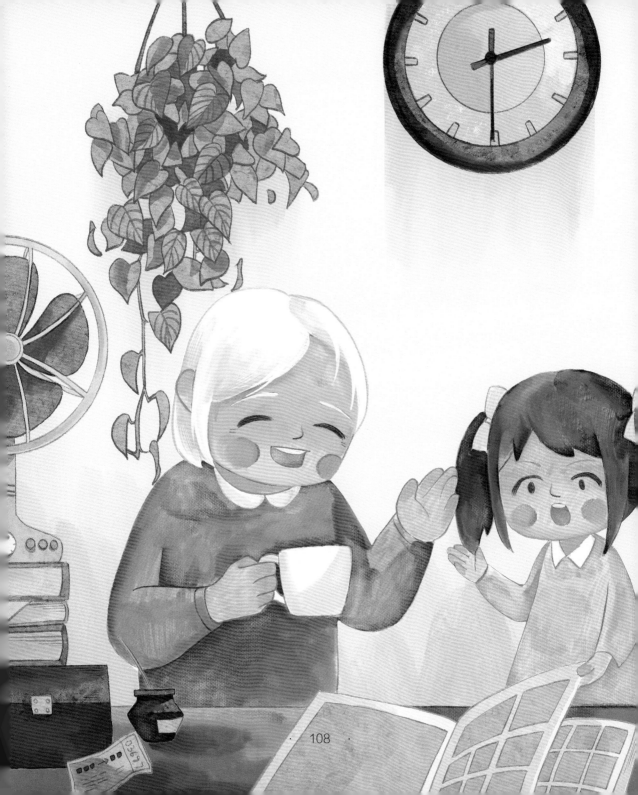

## 保留老物件

怀旧与断舍离之间需要平衡。

家中零散物件太多会增加阿尔茨海默病老人的识别难度，当这些物品堆放在一起时还会加大跌倒风险。但是有一些物品对老人又具有特殊意义，贸然处理掉反倒会给老人带来不安情绪。这时候就需要我们静下心来好好梳理，平衡好怀旧与断舍离之间的关系。

可以和家人坐在一起，一件一件地拿出来聊聊，听取老人的意见，达成共识最重要。也许在聊的过程中，某个物件还能带来动人的故事。

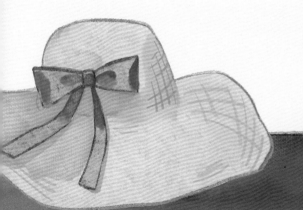
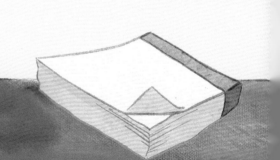

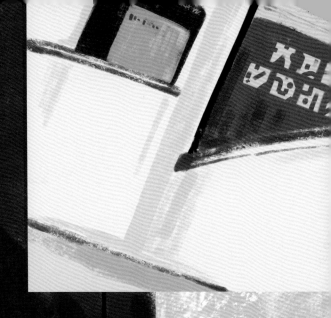

## 善待与尊重

　　奶奶有几次不小心弄脏了裤子，她像个犯错的孩子一样，把弄脏的裤子藏在了衣橱深处。在她的认知世界里，成年人弄脏裤子是件羞愧、难堪的事。妈妈知道后，并没有责怪她，只是温和地告诉她，不要紧，不是什么大事，完全不需要自责。

　　后来奶奶还是会藏东西，这件事提醒了妈妈，她和爸爸商量把一些重要的物品提前收好，比如就医卡、身份证之类，以免奶奶藏起来之后用的时候找不到。同时，把家里存在安全隐患的东西收纳好，厨房随手关门。

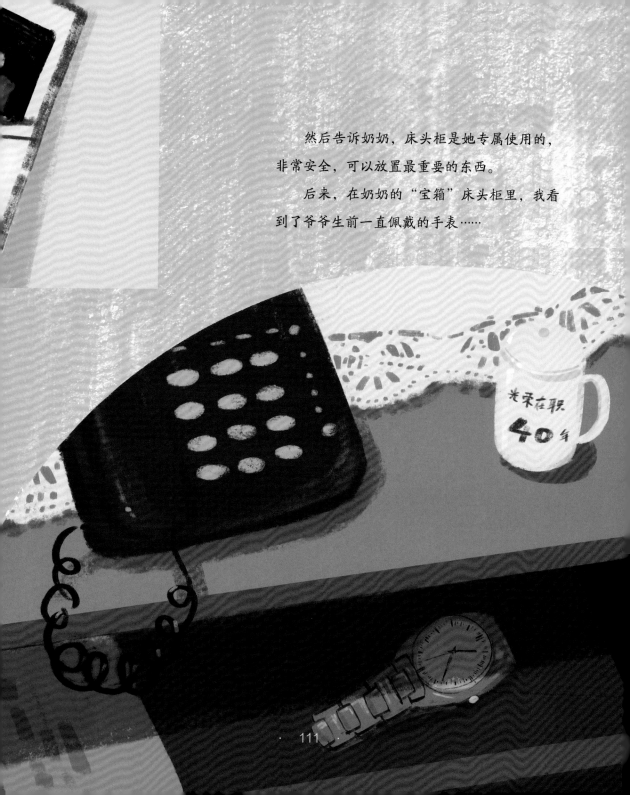

　　然后告诉奶奶，床头柜是她专属使用的，非常安全，可以放置最重要的东西。

　　后来，在奶奶的"宝箱"床头柜里，我看到了爷爷生前一直佩戴的手表……

光荣在职
40年

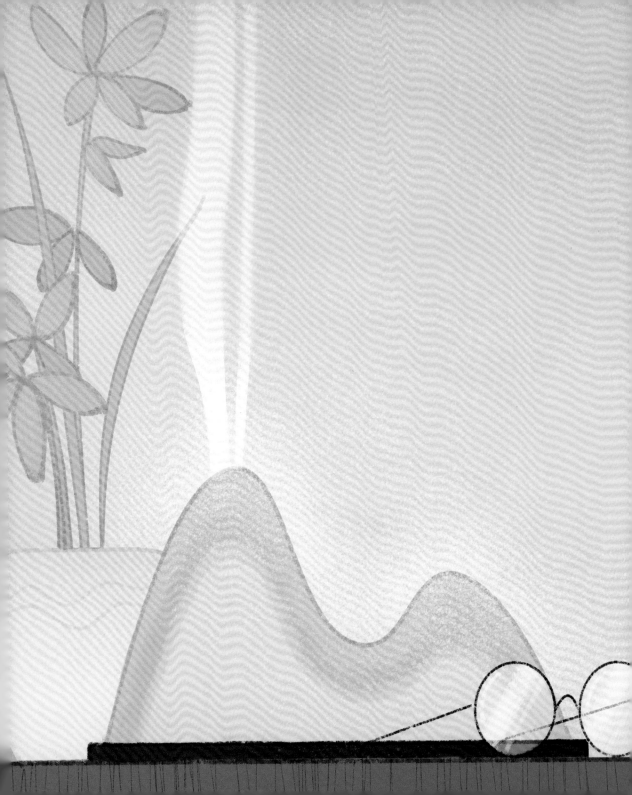

# 芳香疗法

　　芳香疗法是一种通过使用天然植物精油来改善身心健康的方法。精油中的化学成分能够通过皮肤、呼吸道等途径进入人体，发挥舒缓、放松、抗炎、抗氧化等多种作用。

　　精油中的成分可以促进大脑神经元的生长和连接，提高记忆力，增强认知能力；有些精油具有镇静、抗抑郁的作用，可以缓解焦虑、抑郁等情绪问题，还可以提高食欲、增强免疫力；一些精油具有安神、助眠的作用，可以改善睡眠质量，减少夜间觉醒次数。

　　当然，直接用精油按摩，不仅可以闻香，身体的接触也会给阿尔茨海默病老人带来不一样的温暖感受。

# 毛绒玩具

　　研究表明，当人们触摸毛绒绒的东西时，能够有效地缓解心理压力，如果阿尔茨海默病老人曾经有养宠物的经历，那一个宠物毛绒玩具会是缓解他紧张情绪必不可少的道具。

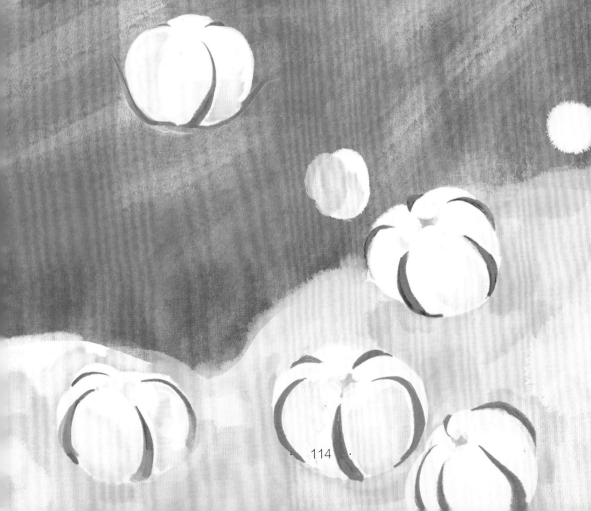

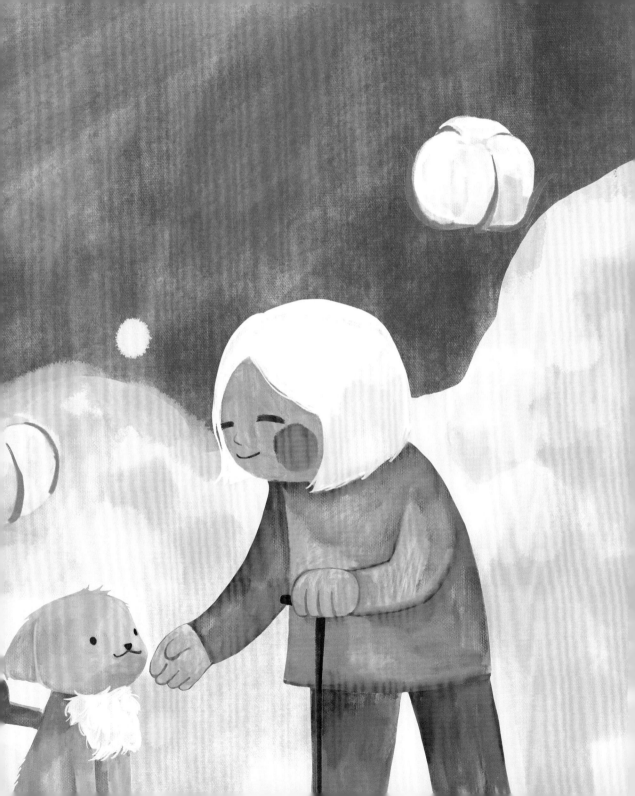

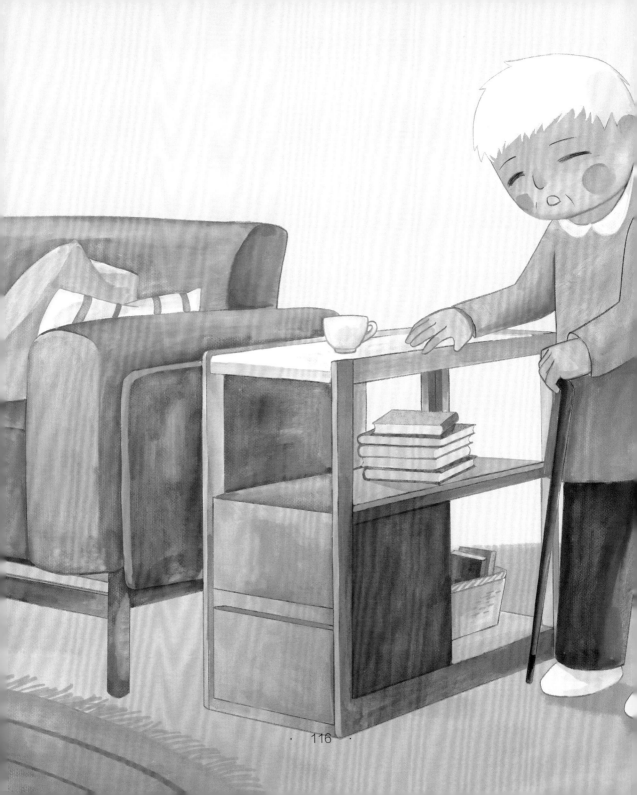

## 家具就是拐杖

　　家里一些低矮的家具可以适当更换成高一点的，比如高一点的床头柜可以当作起床时的助力点，沿墙面摆放的斗柜，可以当作行走时的扶手。

　　当然，前提是这些家具不仅结实而且稳定性强，家人手扶或者倚靠时能够提供足够的支撑力。

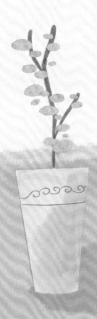

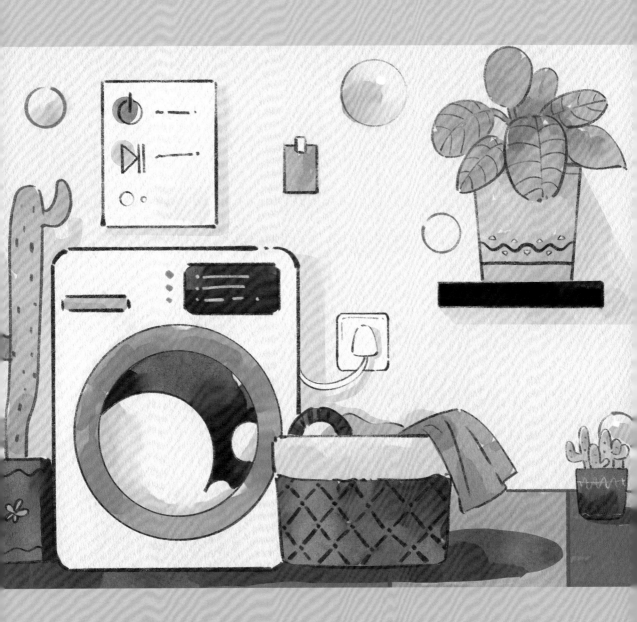

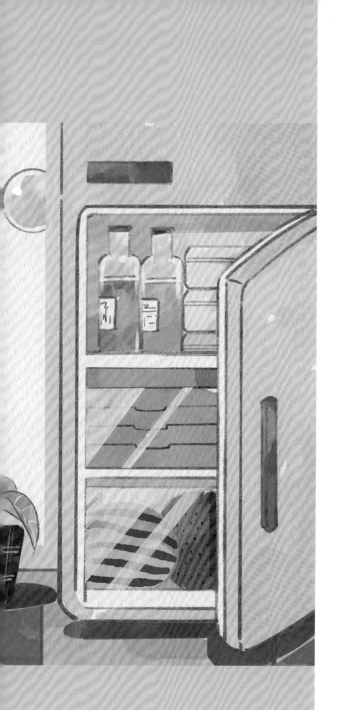

# 家电也要适老化

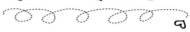

　　家电也要适老化。

　　我们买的家电越来越智能化，但是一味强调让老年人学习并适应新技术、更智能的家电的同时，也要考虑家用电器的适老化。我称之为"老年人适新，新技术适老"。

　　你可以尝试根据电器的不同使用场景绘制几个操作简图，比如洗衣机正常洗涤、快速洗涤、仅甩干等不同的操作步骤。贴上醒目的按键标记，将电器放在安全稳定的环境内。

　　相信我，简图比电器说明书管用得多。

有些适老家用电器早早配备，能够降低风险！

　　老人自己烧开水会带来诸多风险，建议直接更换成可烧水的保温水壶。

　　老人晚上起夜容易因看不清导致磕碰或者跌倒，建议在床边到卫生间的路上，安装感应夜灯。

　　经常出门忘记带钥匙，建议更换成电子门锁，最好是密码锁，因为不少老人指纹不够清晰，有时候仅靠指纹不能开锁。

　　家用电器不一定都是越先进的越好，保留原先家电的开启方式，更适于老人。

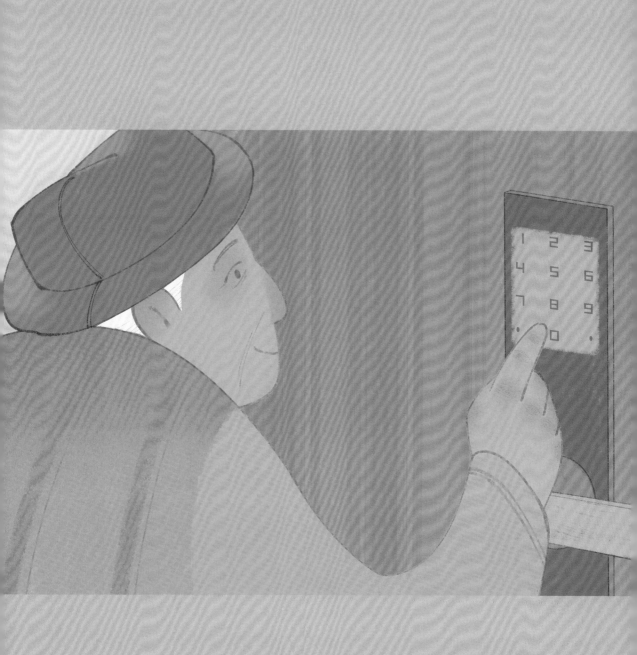

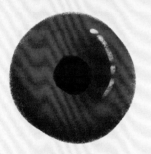

• 人体感应灯

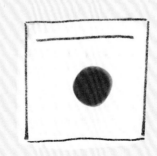

• 求救按钮

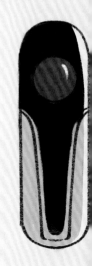

• 红外摄像头

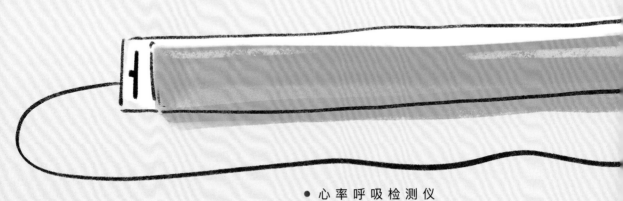

• 心率呼吸检测仪

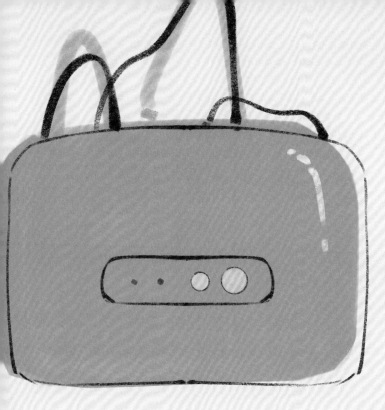

· 燃气探测器

预备一些好用不贵的智能检测设备。

比如防溢水报警器、烟雾报警器、燃气探测器等。

在床上还可以放置睡眠检测带，帮助监测老人晚间入睡时的情况。

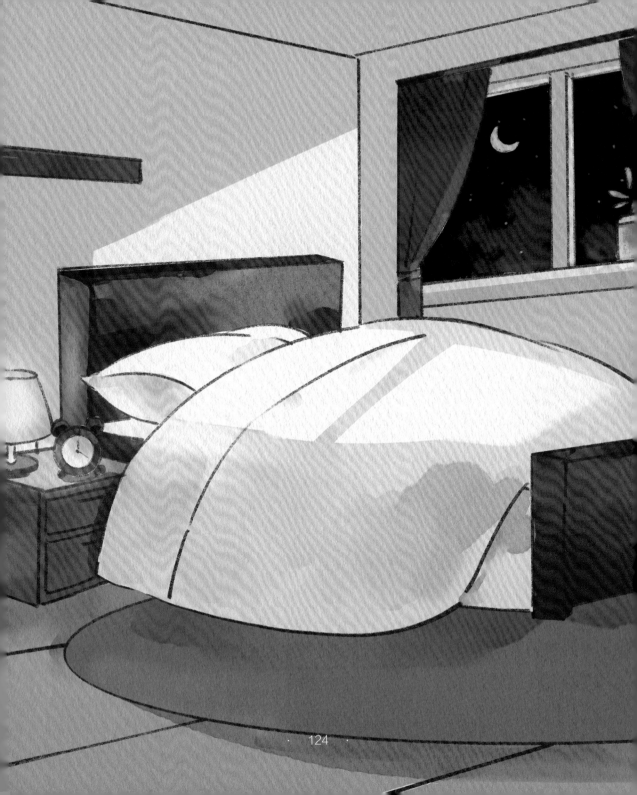

# 移动马桶

　　老人起夜或者不方便去洗手间上厕所时，我们可以考虑配置一个移动马桶。

　　但是，现在很多移动马桶设计得太过想当然，要么是纯实木的椅子型，要么就是金属材质板凳型。我问那些不愿意使用这类移动马桶的老人原因时，他们几乎异口同声地说："这不是一把椅子吗，怎么能在椅子上大小便？！"

　　所以，我们应该选择更接近平时使用的马桶式样，这样才能在老人意识里接近上厕所的场景。

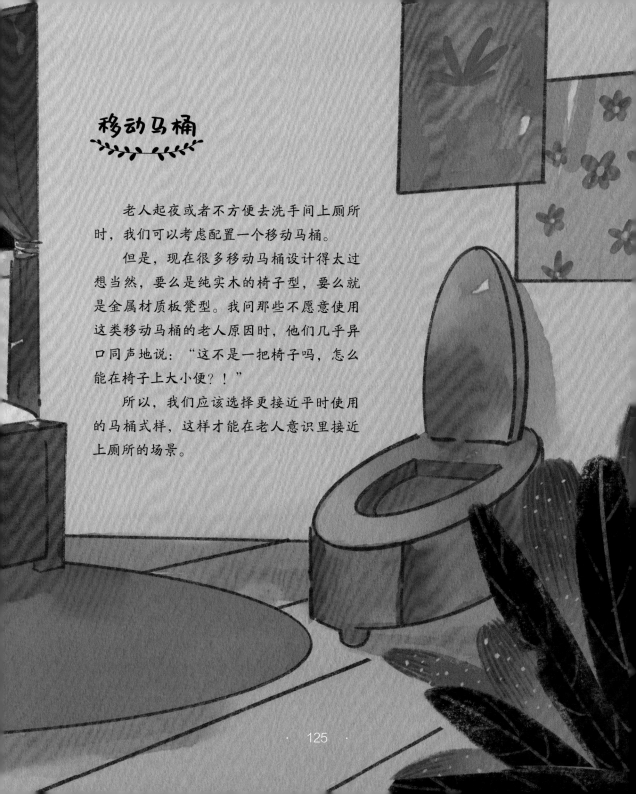

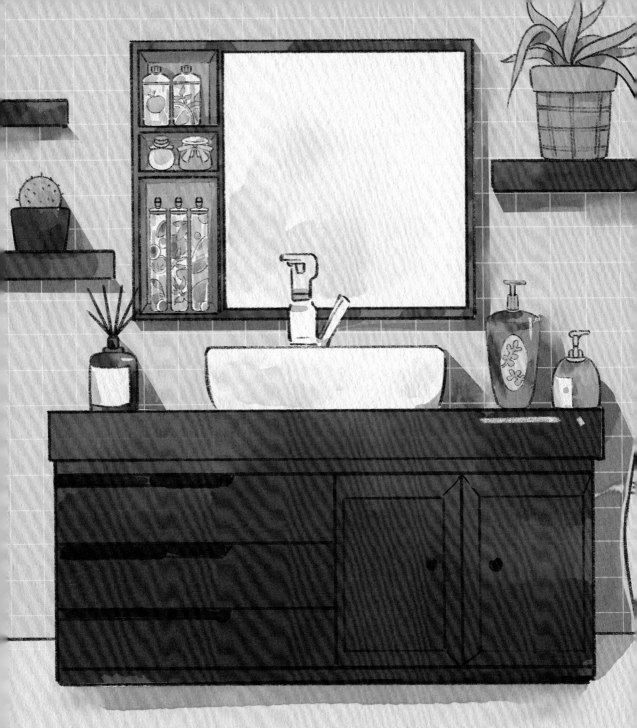

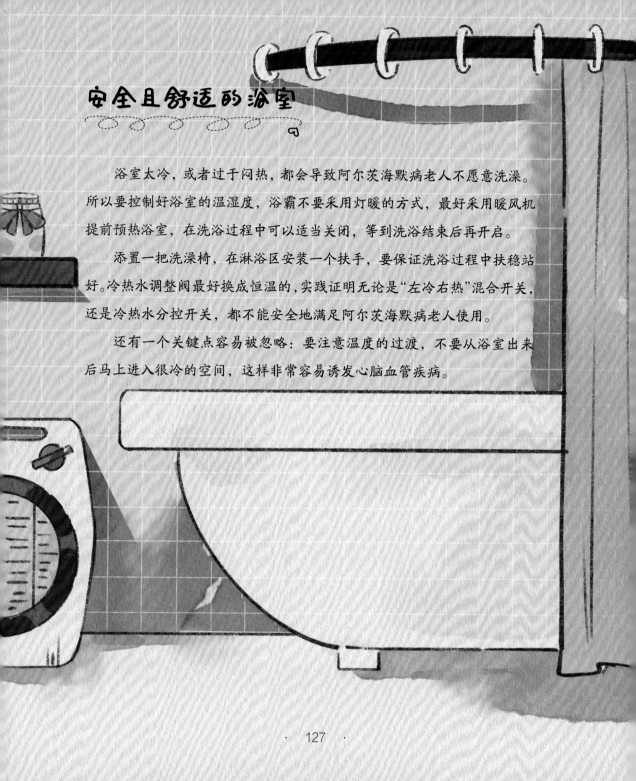

# 安全且舒适的浴室

　　浴室太冷，或者过于闷热，都会导致阿尔茨海默病老人不愿意洗澡。所以要控制好浴室的温湿度，浴霸不要采用灯暖的方式，最好采用暖风机提前预热浴室，在洗浴过程中可以适当关闭，等到洗浴结束后再开启。

　　添置一把洗澡椅，在淋浴区安装一个扶手，要保证洗浴过程中扶稳站好。冷热水调整阀最好换成恒温的，实践证明无论是"左冷右热"混合开关，还是冷热水分控开关，都不能安全地满足阿尔茨海默病老人使用。

　　还有一个关键点容易被忽略：要注意温度的过渡，不要从浴室出来后马上进入很冷的空间，这样非常容易诱发心脑血管疾病。

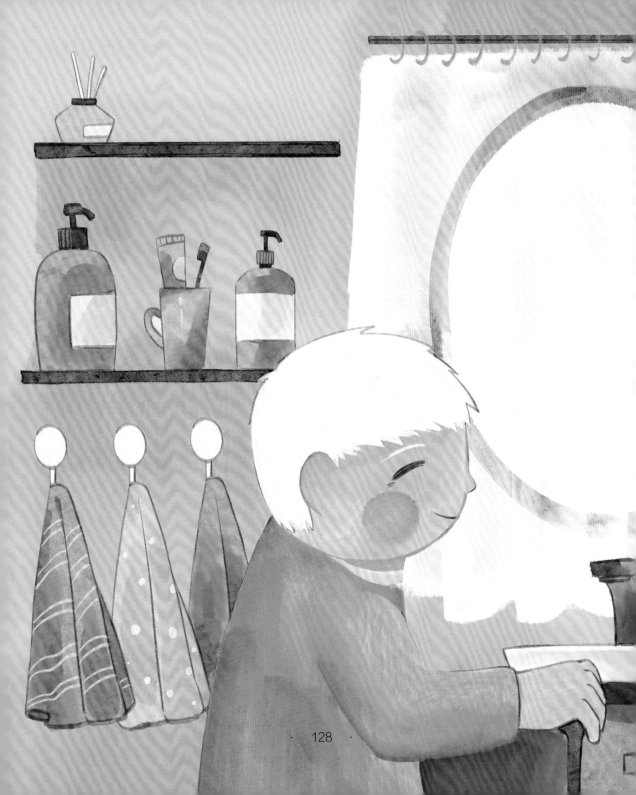

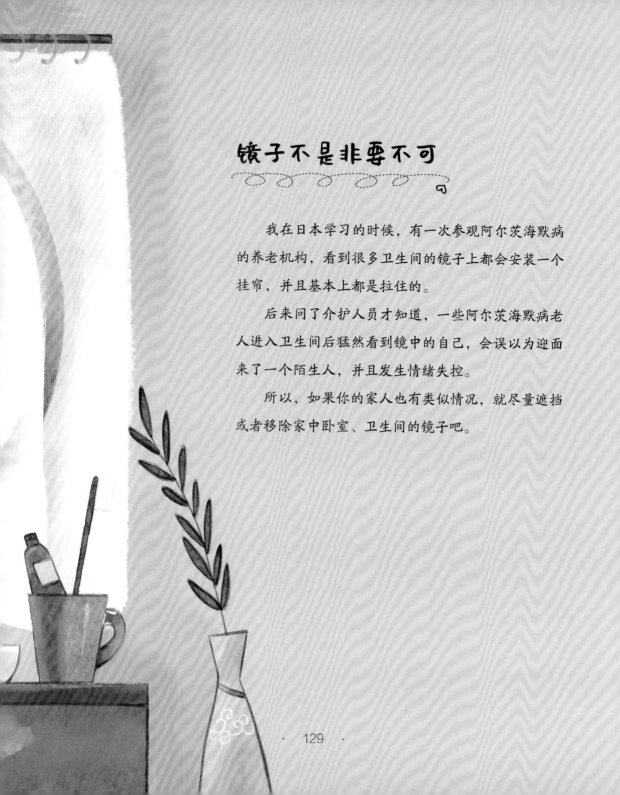

# 镜子不是非要不可

我在日本学习的时候，有一次参观阿尔茨海默病的养老机构，看到很多卫生间的镜子上都会安装一个挂帘，并且基本上都是拉住的。

后来问了介护人员才知道，一些阿尔茨海默病老人进入卫生间后猛然看到镜中的自己，会误以为迎面来了一个陌生人，并且发生情绪失控。

所以，如果你的家人也有类似情况，就尽量遮挡或者移除家中卧室、卫生间的镜子吧。

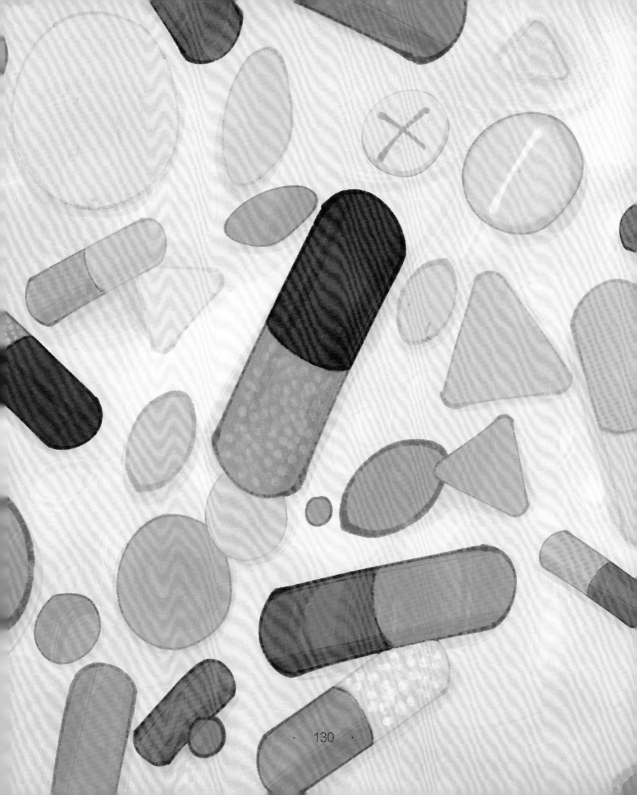

# 药事管理

你听过药事管理这个概念吗？

如果你家里的老人同时服用三种以上的药物，你可以带着药品和处方去医院求助药事管理，请专业的医师和药师帮助你核实一下这些药物之间的关系。避免因为药物之间发生不同反应或副作用，造成老人的行为和情绪变化。

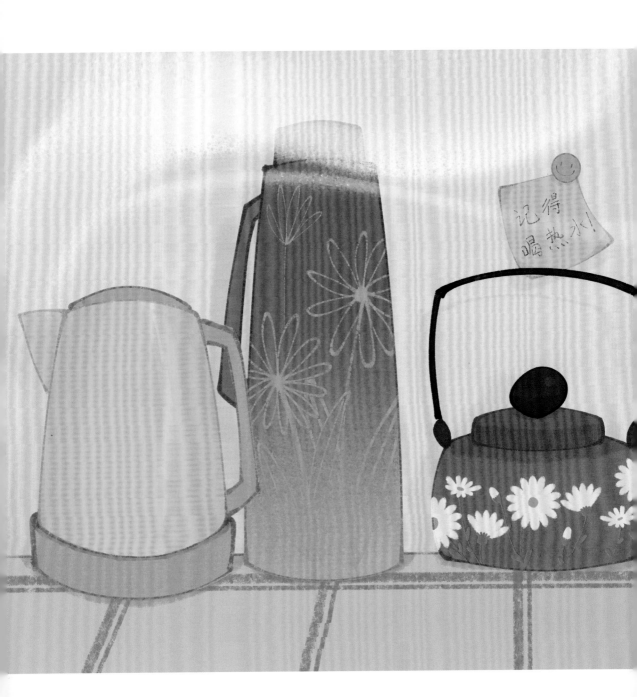

# 记得喝热水

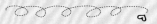

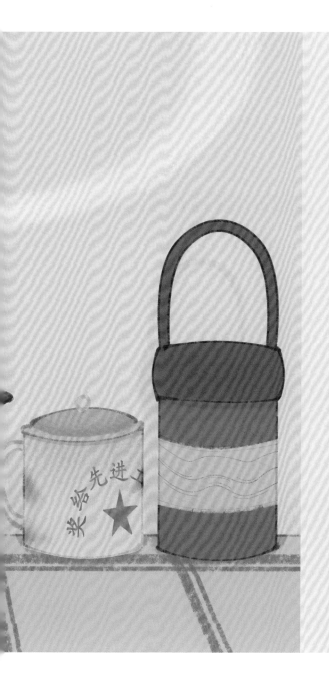

很多老年人不爱喝水，一方面是神经反射不够灵敏，换句话说身体缺水了，但是大脑认为"并不渴"。另一方面，老年人会为了减少上厕所的频次而刻意不喝水。这就要从场景设计学的角度入手，福格行为模型[1]认为任何行为都来自动机、能力和提示。让他们明白喝水的好处和不喝水的危害，设置喝水的定时提醒，减少影响喝水的阻碍（比如使用便于饮用的保温水壶，而不是每次都要烧水）等。

现在就来一杯温开水吧。

1. 福格行为模型，它以 BJ Fogg（斯坦福说服力科技实验室主任）命名。表明一个行为得以发生，行为者首先需要有进行此行为的动机和操作此行为的能力。接着，如果他们有充足的动机和能力来施行既定行为，他们就会在被诱导／触发时进行。

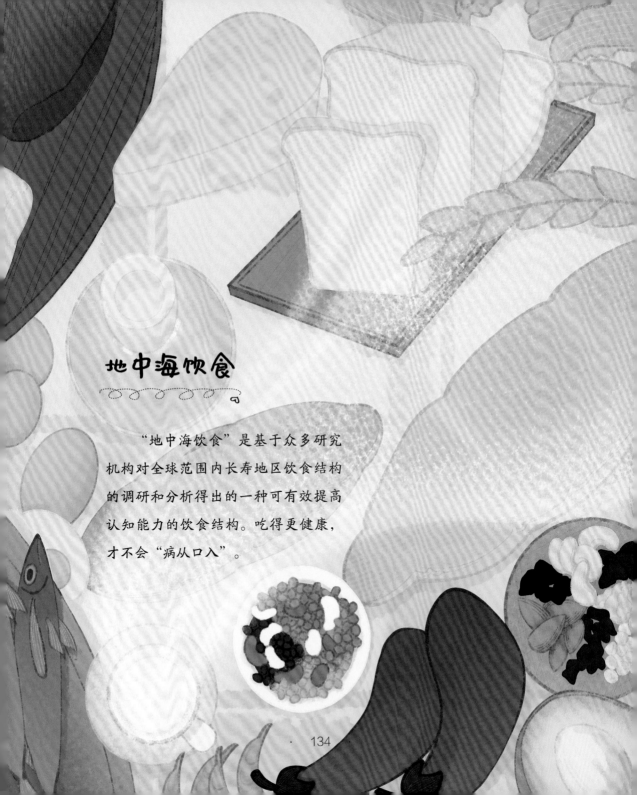

# 地中海饮食

　　"地中海饮食"是基于众多研究机构对全球范围内长寿地区饮食结构的调研和分析得出的一种可有效提高认知能力的饮食结构。吃得更健康，才不会"病从口入"。

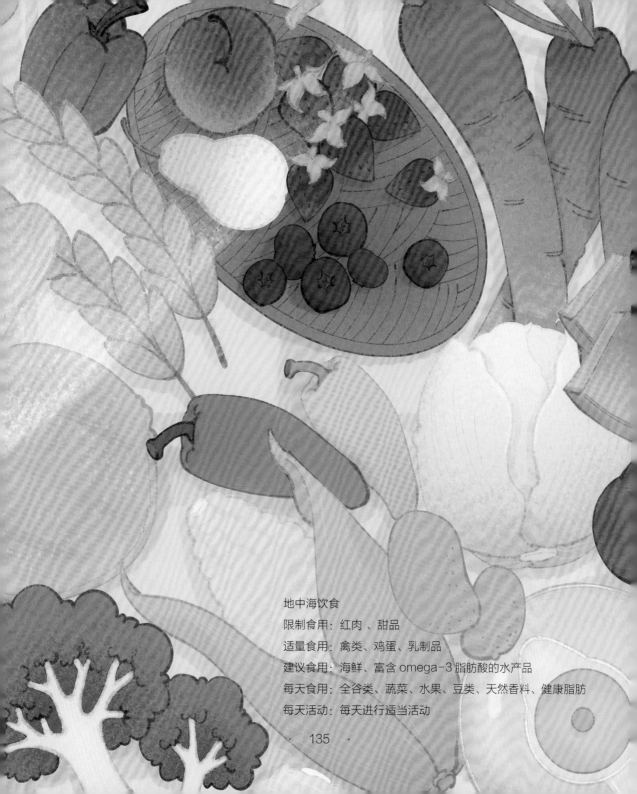

地中海饮食

限制食用：红肉 、甜品

适量食用：禽类、鸡蛋、乳制品

建议食用：海鲜、富含 omega-3 脂肪酸的水产品

每天食用：全谷类、蔬菜、水果、豆类、天然香料、健康脂肪

每天活动：每天进行适当活动

有爱的人

# 正确的打招呼方式

　　我记得外公患阿尔茨海默病的时候，我在他面前问得最多的一句话是："姥爷，你看我是谁？"

　　外公经常一脸茫然地盯着我，要么沮丧地低下头，要么不高兴地转过身去。家人也叹着气，说道："现在就这样，谁都不认识了。"

　　我忽略了一个残酷的现实，也没有用对沟通的方法。

　　用这种方式打招呼，无疑是在考验外公，一个有记忆力障碍的老人面对这种问题，只会茫然地在一片漆黑的认知世界里苦寻答案，不仅我得不到满意的答案，甚至会加重他的沮丧心理。

　　后来一位资深的护理人员告诉我一个好办法：先让他放松，和你建立关系，再给点提示。

　　握住外公的手，保持和外公平视，然后说："姥爷，我是你的外孙，光。"

　　改变一下交流方式，我们就无形中契合了缓和认知障碍的关键：接触和平视。让他找到与人交往的放松感受——而不是被俯视；不考验他短期记忆中是不是能够记住你，而是找到长期记忆中的人际关系——外公与外孙；也可以拿着过去的照片，从远期记忆里给他一点提示，同时给他一个最熟悉的人名——光。

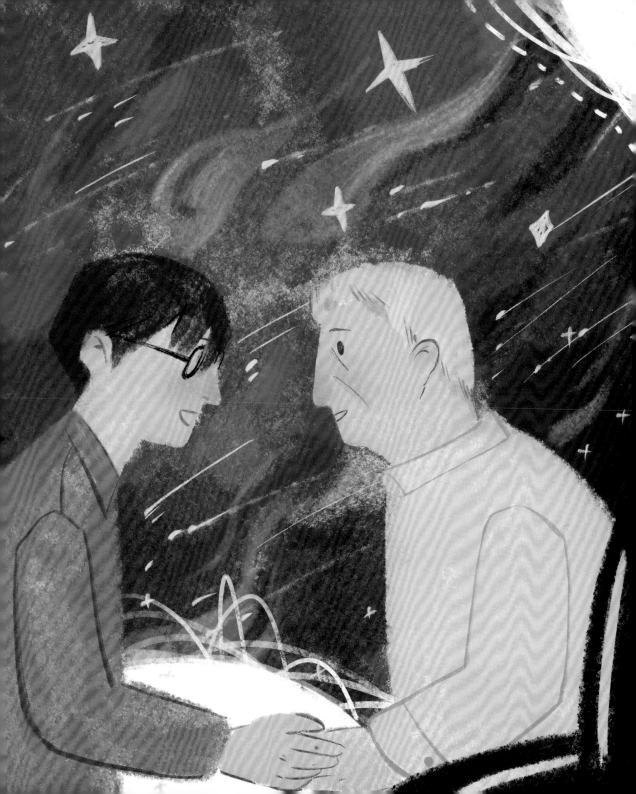

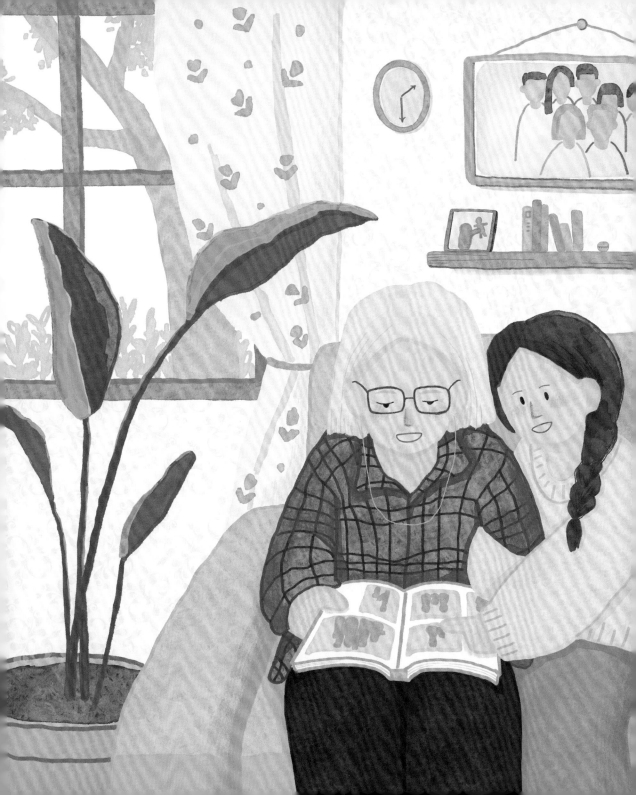

# 关注过去的记忆

"三十年前的春节，您在哪儿，在干嘛？"

别总觉得和老人待在一起没有共同的话题，上面这个问句就是打开老人话匣子的经典句式。

从远期记忆开始，慢慢找到他盛年时期记忆深刻的片段，顺着这个片段找到你们共同的话题。

不妨找一个看得见风景，又有暖阳晒进来的房间，看似无意地展开这个话题，请他慢慢说。这不仅仅有助于言语功能的康复，也是建立你和他超越照料与被照料的、崭新而鲜活的新关系。

阿尔茨海默病对存储这部分记忆的大脑区域没有造成太大的损害：过去欢乐、幸福、爱的往事；过去掌握的生活技能，比如做饭、织毛衣、踩缝纫机、养鱼等；一直坚持到现在的兴趣爱好，比如跳舞、唱歌、写毛笔字等。还有，在他们盛年时期的集体记忆，比如那个时期的社会流行风潮、重大历史事件；还有他们那辈人形成的"社交规范"，比如待人接物，以及其他风俗习惯等，都保留在患者的脑海中。

关注他们过去的记忆，我相信，你一定能有超出预期的收获。

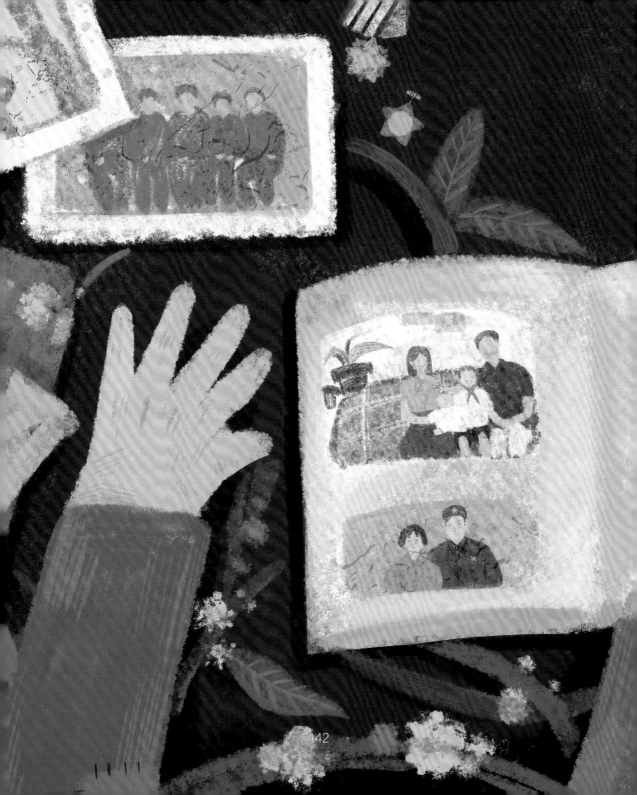

# 呵护尊严

不露声色地帮助他把系错的纽扣整理过来，用照片或者物件提示他想要说又说不出的名词、暗示他曾经重要的记忆、提醒他想做的事和想要去的地方。

给予他足够的耐心和爱，就像他曾经对你一样。

这些都是在呵护阿尔茨海默病老人脆弱的尊严感，让他在人生最脆弱的时光中能得到应有的尊重。

"尊重"有两个维度，一个是被尊敬的人际关系，一个是拥有选择权，对自己的事情有一定的控制感。

场景设计的人性化标准就是尊严感设计。

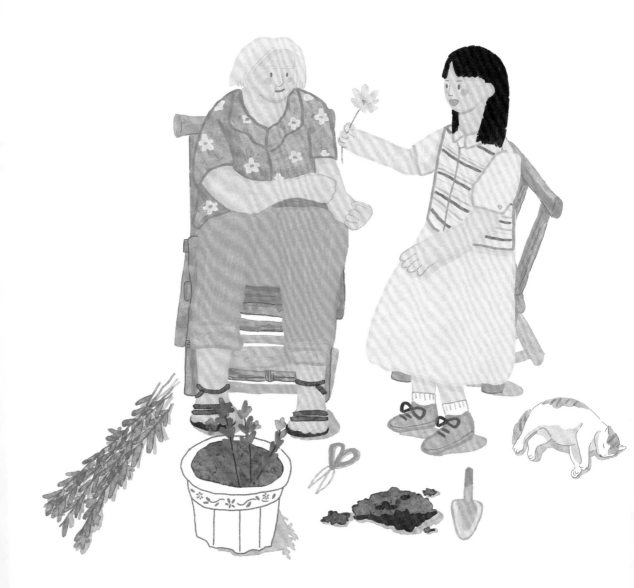

# 仍存在记忆的接口

　　患有阿尔茨海默病的老人并非什么都不能做，虽然被疾病困扰，但是他们依然保留着一些生活的技巧和自立生活的能力。

　　有一些生活的技巧和能力会很快消逝，比如短期记忆、说话、认知能力等。但是有一些会消逝得比较缓慢，比如对气味的感知；对自然环境尤其是绿色植物的感知；对音乐的感知，尤其是过去的歌谣；在曾经的社会环境下形成的规范记忆……

　　这些没有消逝，或者消逝缓慢的部分，就是我们和他们建立联系的接口。利用这些接口和他们建立积极的关系，并且一直持续下去。

# 鼓励做力所能及的事

由于老人日常行为能力衰退，导致以前可以自理的行为都要依靠他人协助才能完成，这种看似"照顾得很好"的方式，如果过度，往往会进一步降低老年人重返自理生活的可能性。

要看到阿尔茨海默病老人依然存在的能力，让这些能力发挥更大的作用，鼓励他们重返独立生活。

我经常挂在嘴边的一句话：30岁有30岁的正常生活，90岁有90岁的正常生活。30岁可能是游泳健将，90岁能够挂着拐杖散步也很棒。这就是我们看待老年人行为能力时的视角转换。

我在一家专业的照护机构里看到，老人依旧用自己的方式力所能及地"织毛衣"，照护人员就在他身后半米左右的位置，静静地看着。为的就是在保证安全的情况下，不要过度干预他的行动，让老人享受属于他自己的自立生活。千万不要被泛滥的"孝心"所迷惑，因为一旦能够自理的行为也被他人代替，这种身体机能就会很快丧失。

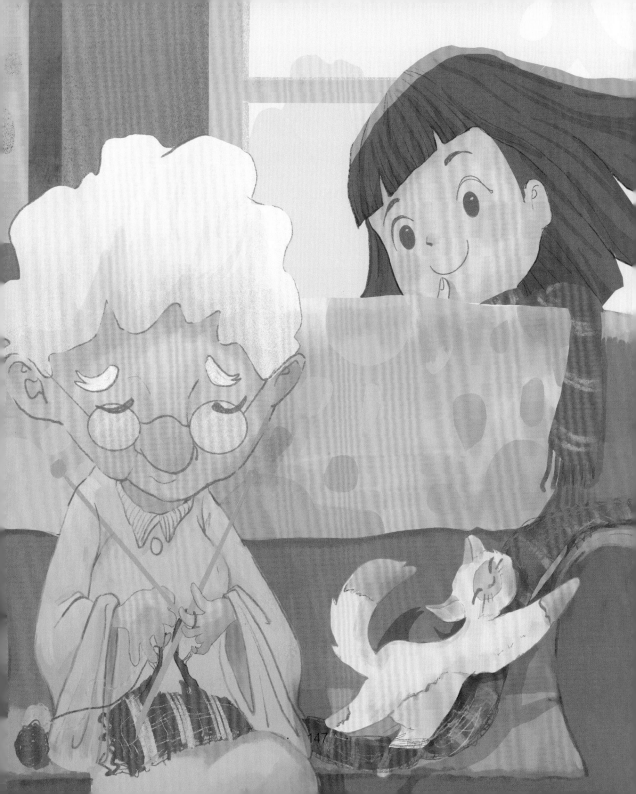

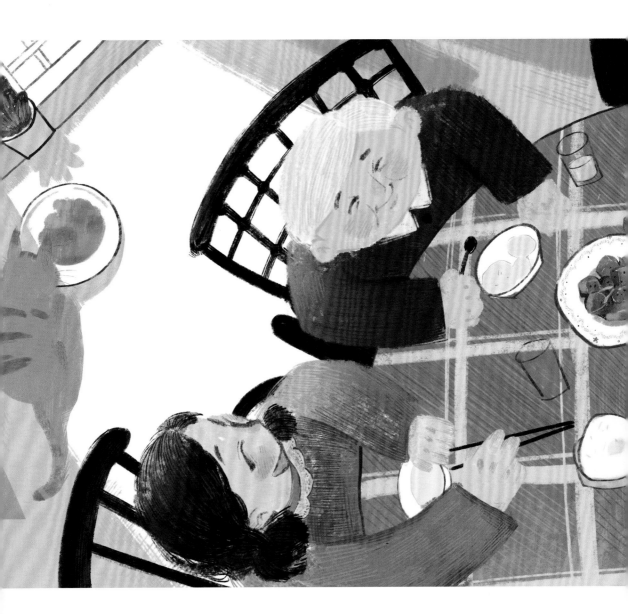

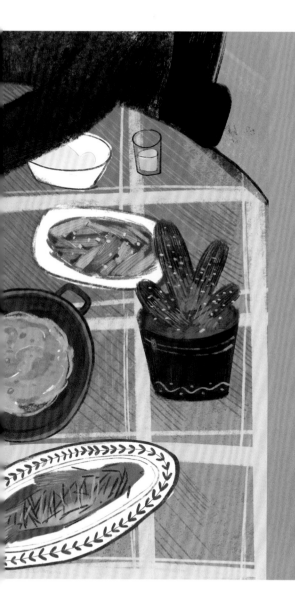

## 保持生活能力

不要让过分的"孝顺"害了你的家人。

我们多数人会误以为什么都为老人做好，就是"真孝顺"。但实际上对于阿尔茨海默病老人来说，什么都为他做好，这对他们仅存的生活能力是毁灭性打击，他们会慢慢失去自己做这件事的能力，从而给家庭照护带来更大的负担。

我奶奶直到生命的最后一天，仍然是在爸爸妈妈的支持协助下，自己吃饭。筷子拿不住就用勺子，但是绝不喂饭。

让老人保持自立的能力，是对他真正的孝顺。

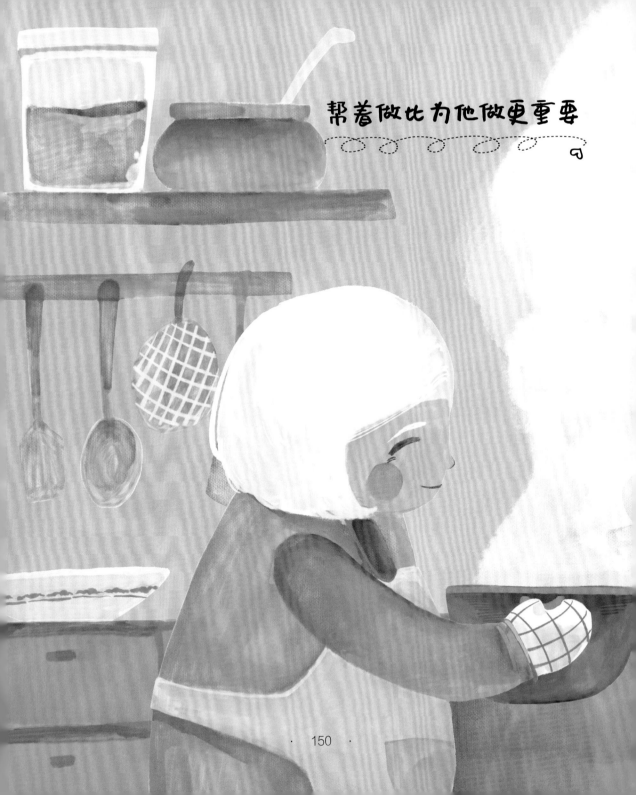

帮着做比为他做更重要

150

请不要直接否定阿尔茨海默病老人的请求，尽管有些请求并不合理。

比如一位阿尔茨海默病老人对着家人说："我去给你做饭。"家人也许会直接否定："医生说了您现在不能做饭，不能拿刀，不能用火！"这种方式并不会产生积极的效果，只会让老人深陷消极情绪：要么执拗地去做饭，要么会因为曾经引以为傲的技能被剥夺而陷入悲伤和痛苦。

或许可以这么说："您来做，我来打下手！"但是让老人只做一些安全且熟练的事情。阿尔茨海默病老人并非什么都不可以做，这种场景下，让他坐在旁边帮你摘菜，岂不也是一个温馨的画面？

对阿尔茨海默病老人来说，在家人的帮助下自己做，要比家人直接为他做好重要得多。

换句话说，用我们的力量支持他自己做。

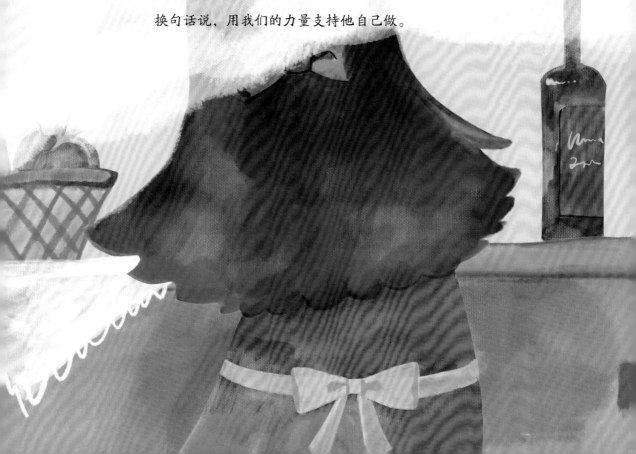

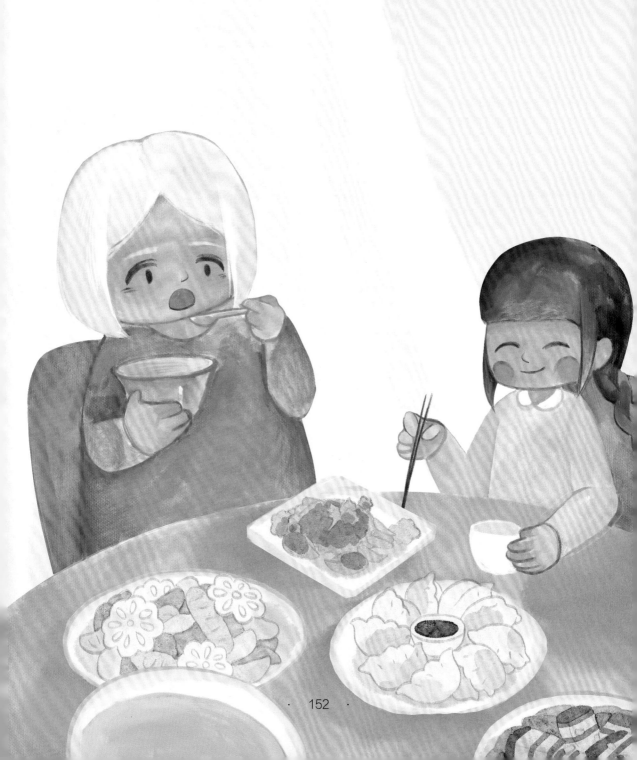

# 多夸奖多表扬

　　帮助他自己完成一些事，最好的办法就是先分析他自己完成这件事的难度，然后根据不同情况，提供支持和协助。

　　爸爸妈妈在照顾奶奶吃饭这件事上就是按照这种方式进行的。

　　当奶奶自己可以用餐具吃饭时，他们给予日常生活的关照就可以；一段时间后奶奶需要使用专属餐具，并且碗筷有序摆放就可以自己吃饭；又过一段时间之后，爸爸妈妈需要在旁边提示奶奶：这是菜，这是米饭或面条，奶奶才可以自主吃饭。

　　奶奶吃完饭之后，还经常会得到爸妈的夸奖："今天吃得不错。""今天吃高兴了吧！"

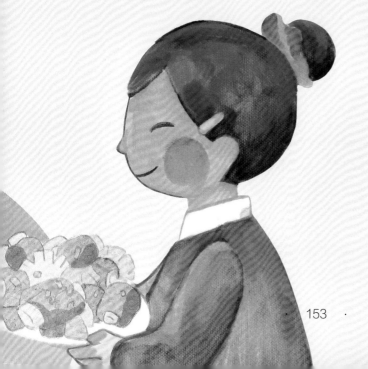

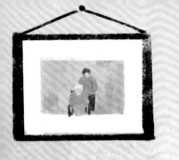

# 感情的替代

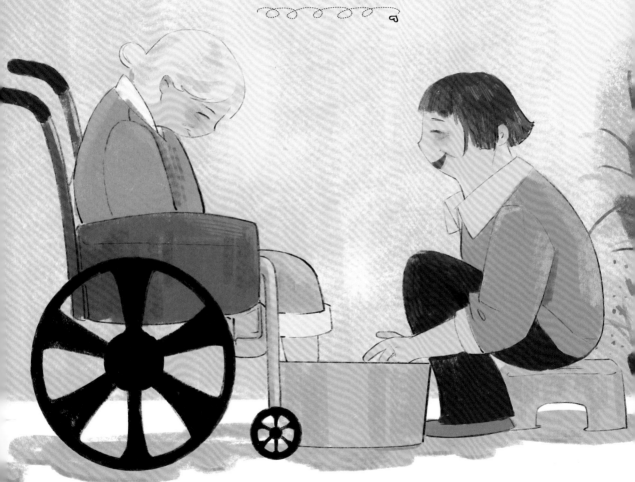

我的妈妈照顾奶奶将近二十年，她俩的关系早已超越了一般的婆媳关系。

有一次妈妈给奶奶洗脚，奶奶一直笑嘻嘻地看着妈妈。

妈妈问道："妈，您在笑什么？"

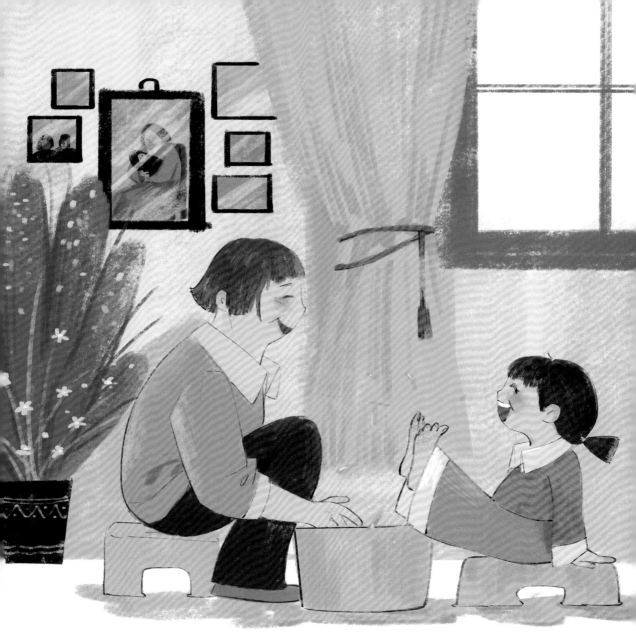

奶奶说："你就像我的妈妈一样。"

"为啥啊？"

"因为你把我照顾得特别好。"

在奶奶心里，将这份无微不至的照顾和曾经遥远的母爱联系在了一起。

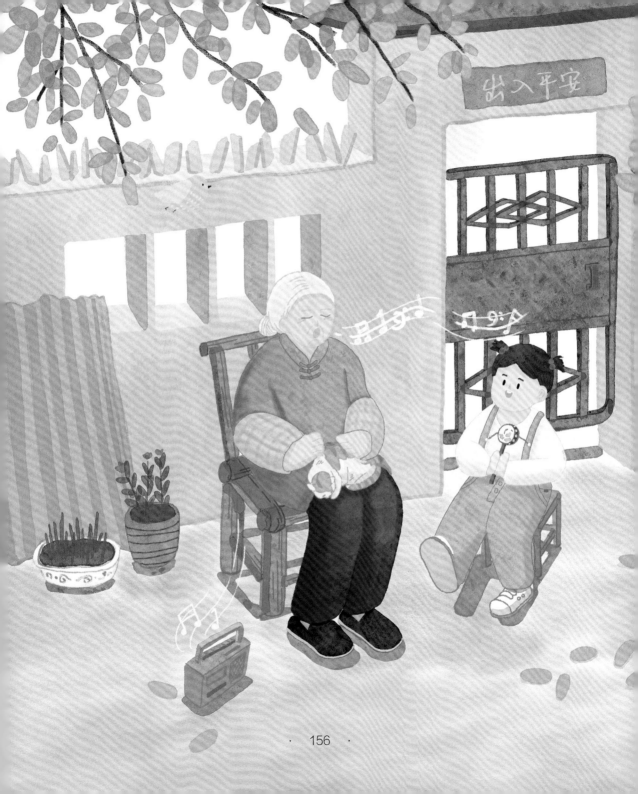

音乐，总能让人有意想不到的收获。

我的父亲老雷在 2023 年迷上了电吹管，这是一种类似于双簧管的乐器，可以模拟近百种音色。别看造型简单，但想学好非常困难，老雷每天练习四个小时以上，通过不懈努力，现在已经可以吹奏十几首歌曲。通过我爸的这个兴趣爱好，我想说说预防阿尔茨海默病的一个重要方法，或者说是一套组合法。

　　第一，建立和保持浓厚的兴趣爱好。音乐是我爸年轻时的爱好，二胡、口琴、三弦、笛子、热瓦甫、吉他他都学过。

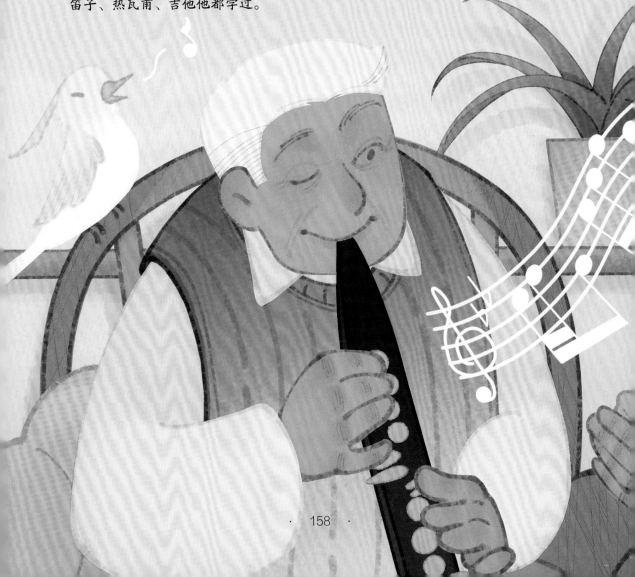

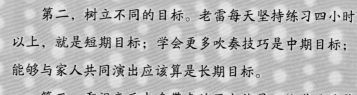

第二，树立不同的目标。老雷每天坚持练习四小时以上，就是短期目标；学会更多吹奏技巧是中期目标；能够与家人共同演出应该算是长期目标。

第三，重视音乐本身带来的巨大能量。他学习的歌曲多数都是耳熟能详的老歌，通过这些乐曲的学习，对大脑的刺激和情绪价值的提升，会让老雷感受到愉悦和满足。

第四，享受和社会交往。自从我爸学习电吹管之后，他的发小也开始接触这门乐器，甚至邀请我爸成为他们的入门老师。虽说老雷嘴上表示个人能力不足，但是根本无法掩饰脸上自豪、极具成就感的神情。

# 时光绘本创作小组

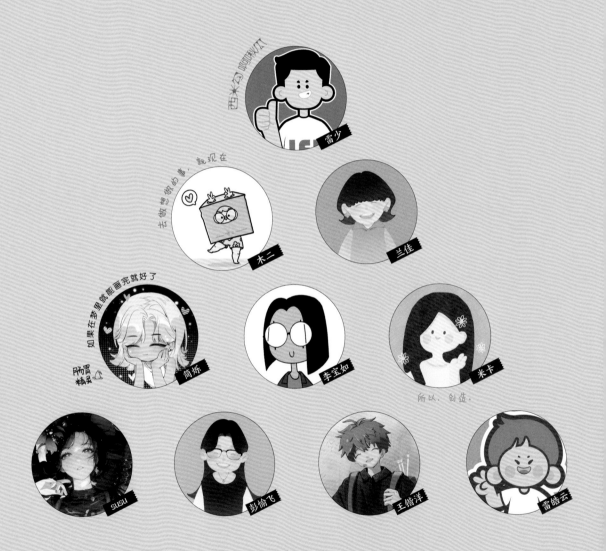

30 多位大咖陪你读

# 时光偷不走爱
# 导读册

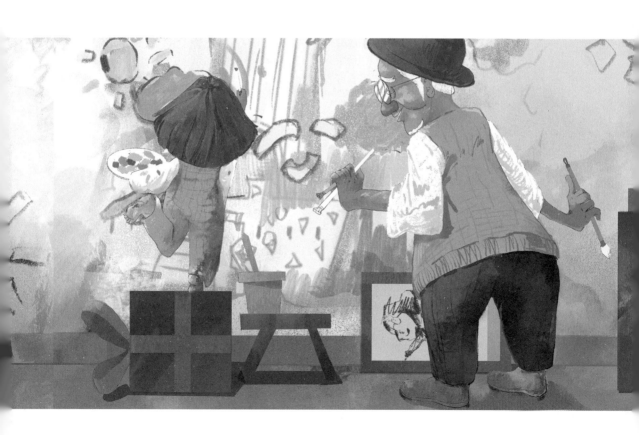

# 乌丹星 | 北京星剑康养董事长

　　严格意义上讲，这更像是一本绘本，是一本关于阿尔茨海默病，或俗称认知症的绘本。难能可贵的是，它不是出自像我一样有医学背景的人之手，而是出自一位年轻的 80 后建筑设计师。为什么设计师的视角能跳出本专业的"设计"去看很多人和事？为什么一个 80 后能够如此细腻的去观察与他这个年龄相距甚远的老年人的记忆障碍问题？其实答案也很简单，他不是一位什么都做的设计师，而是一位专注于康养设计的设计师。康养设计，对市场而言，是一个很新的概念，也是一门从设计大科目中细分出来的新赛道。简言之，就是专为康养产业，或者说专为银发族做设计的小众领域。有多小？可以小到单靠它养家糊口都很难，但，在人口老龄化日趋严重的泱泱中国，它又是如此重要和急需。

　　认知症，因医学上目前还未搞清其发病原因，也未有较好的治疗药物和方法，由此，预防、延缓、照护，便成了其应对的核心。而这个核心的执行者和参与者，更多的不是依靠医护资源，而是来自家人和整个社会。特别是亲情和环境打造，是其重要的应对方式。"把他当作一个正常人对待"，是本书的核心理念和价值导向。而这一理念和导向，又是积极应对日趋高发的认知症最根本的出发点。由此可见，对认知症的关心、关注和关爱，更应趋向于社会学视角，而非医学视角。这也是这本图文并茂，鲜活生动，通俗易懂，并带有艺术色彩的绘画科普书所能表达的全部内涵所在。

　　认知症的问题，不仅是过去和现在的问题，随着人口寿命越来越长，更是未来中国乃至全球无法回避的大问题。人类过去对认知症认知和准备不足，很重要的一点，是因为人类寿命没有那么长，认知症的发病率还没有那么高。当百岁时代来临，85+ 已成长寿主流，认知症的问题就会越来越凸显。

　　有幸，我们有像啸光这样的年轻一代，也在关注和投身到这一领域。有幸，不光是医学界，还有建筑设计、环境设计、心理、营养等专业，以及全社会各行各业，都能积极投身到这一挑战人类大脑记忆的革命中。我们无法预知未来如何，无法预判人类能否最终彻底战胜阿尔茨海默病。但，至少我们可以相信，努力，永远是一种不可战胜的信仰和力量！

**周燕珉** ∣ 清华大学建筑学院教授

这是一本好书，也是一位建筑师的半跨界之作。好就好在其以作者与罹患阿尔茨海默病的亲人长辈的相处为切入点，注入了作者的真情实感，从多个方面展现了与失智亲人的相处之道和照料要点。且行文朴实生动，令读者不忍释卷。

**薄世宁** ∣ 北京大学第三医院 ICU 医生、文津奖获奖图书《命悬一线，我不放手》作者

雷先生以建筑师的独特视角，将阿尔茨海默病的复杂知识转化为简洁易懂的图文，仿佛在用温暖的插画和细腻的文字，描绘出一个个关于爱的故事。这种方式不仅让人容易理解，更让人感受到深厚的人文关怀。书中所传达的理念，正是我们在照护阿尔茨海默病患者时所需的：即使在记忆逐渐模糊的过程中，爱与关怀依然是我们最强大的支持。

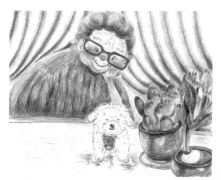

苏静 绘

**马陈杰** | 香港大学中国商业学院助理院长

　　《时光偷不走爱》是一本充满爱心、同理心、设计思维和社会关怀的创意作品。作者是一名专为老年人设计生活空间的建筑师，联同一群热爱生活、有责任感的青年艺术家通过绘画作品促使读者更能理解场景设计学，更能理解用环境照护的方式缓解阿尔茨海默病。内容含有丰富的亲情元素，让读者很好地代入案例故事里；生动的漫画亦让读者有更多的想象空间。

　　阿尔茨海默病患者通常会带给照护者在社会上、心理上、生理上和经济上沉重的负担。本书以患者的感受为出发点描述了如何用环境照护法缓解阿尔茨海默病，不单要减轻患者各种负担；更重要的是坚守患者的尊严、生活能力以及体面的生活环境。作者把空间营造称之为"场"，把人的活动称之为"景"；通过场景设计把两者统一融合进行设计；为老年人提供熟悉又温馨的生活场景，同时也许能够带来意想不到的治疗效果。

**汪志谦** | 真观顾问有限公司创始人暨首席顾问，香港大学中国商学院客席副教授，2022 金书奖《峰值体验》作者

　　第一句，我觉得这本书好好看喔！

　　第二句，我觉得大家都得看！

　　老龄化的问题不可逆，且未来都必须面对的，阿尔茨海默病等认知障碍疾病发病率日益上升。如何为这些患者创造一个友好、舒适的生活环境，成为一个亟待解决的课题。作者是位建筑师但却能从患者的视角出发，像是一幕又一幕的截屏，讲着一个又一个的故事，深入探讨了环境对人类情感和行为的深远影响。

　　在阿尔茨海默病患者生活中，哪些时刻是关键时刻。这些时刻可能是患者与家人团

聚的瞬间，或是参与某项活动时的愉悦体验。通过对这些关键时刻的洞察，作者提出了相应的环境设计策略，帮助照护者在这些时刻创造出积极的体验。

这一连串生动的案例和细腻的插图，展示了如何通过合理的空间布局、色彩选择和光线运用，来提升阿尔茨海默病患者的生活质量，令人感动。书中提到的设计理念，不仅关注患者的生理需求，更注重他们的情感体验，设计一个温馨的家庭环境，能够让患者感受到安全感和归属感，从而提升他们的幸福感。这些体验不仅能改善患者的情绪，还能增强他们与家人和照护者之间的情感联系。这才是体验设计的核心。

最后一句。

这不只是一本建筑设计的书，更是一本基于爱与关怀的照护指南。无论您是设计师、照护者，还是一位普通人，本书都将为您带来深刻的启发和感动，让我们一起用爱与设计，让照护者与被照护者都能在生命中的每个关键时刻被照亮。

# 脱不花 ｜得到 APP 联合创始人 CEO

在照顾阿尔茨海默病患者的过程中，创造一个适宜的环境至关重要。雷老师在《时光偷不走爱》这本书里深刻地揭示了环境在护理中的重要性。

书中详细介绍了如何调整居住空间，以增强患者的安全感和舒适度。通过简单而有效的改变，比如清晰的指示标志、温馨的色彩和有序的布局，照顾者可以有效减少患者的困惑与焦虑。此外，书中提到的自然光线和安静的氛围，能够极大缓解患者的情绪，让他们感到放松和安心。

雷老师还基于丰富的适老化设计的经验，分享了一些具体案例，展示了如何通过环境的调整来改善患者的日常生活体验。比如，创建一个熟悉的环境，保留患者喜爱的物品，可以激发他们的记忆与情感连接，增进亲密感。

无论你是专业护理人员还是家庭照护者，这本书都将成为你在与阿尔茨海默病患者共同抗击疾病过程中的宝贵指南。通过重视环境的影响，我们不仅能提升患者的生活质量，也能让自己的照护之路更加顺利与温暖。

## 李多 ｜通用技术集团健康养老产业有限公司副总经济师

　　随着人口老龄化的加剧，阿尔茨海默病逐渐成为一个备受关注的社会问题。对于患者而言，一个适宜的居住环境不仅能够提升生活质量，还能在一定程度上缓解病情。老雷的新书——《时光偷不走爱》，旨在帮助读者从生活的场景里轻松地走近阿尔茨海默病，在生活里找到解题的方法，或者至少不再那么恐慌地面对突如其来的病症，提前接受爱的教育，储备爱的能力。

　　这本书不仅在讲从生活的小事里如何缓解阿尔茨海默病，更是在告诉读者，如何让患病老人更加有尊严的生活，同时也解决了我们不太擅长处理的问题——制造与家人相处的愉快时光。

　　空间设计是老雷的专长，这本书用简单的逻辑说明了环境对行为的影响以及正向激励的实现途径，找到激发病症行为背后的原因并从环境场景打造的角度化解潜在风险。

　　最后，愿每一个阿尔茨海默病患者家庭在环境照护法打造的生活场景中，感受到生活的美好，阿尔茨海默病造成的伤害或许无法逆转，但爱与陪伴却能让大家勇敢地面对一切，共同创造更多新的美好回忆。愿老雷继续在这个行业里做一束光，照亮远方。

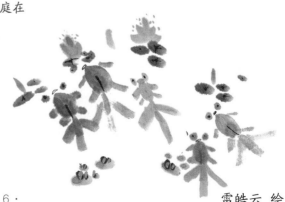

雷皓云 绘

**李晓** | 国投健康产业投资有限公司运营管理部（能力建设中心）总经理、投资拓展部总经理，国投颐康（北京）养老投资有限公司董事长、总经理

在人生的长河中，总有一些挑战悄无声息地改变着我们的轨迹，阿尔茨海默病便是其中之一，它就像脑海中的橡皮擦，擦掉亲朋好友，擦掉人的记忆和尊严，慢慢地，也会让人丢掉基本生存能力。然而，在这份沉重面前，有这样一本书，如同冬日里的一缕阳光，温暖而坚定，它就是《时光偷不走爱》。

本书作者雷啸光，以阿尔茨海默病家属及康养设计建筑师的双重身份，用细腻的笔触和深厚的情感，为我们描绘了一幅关于爱、坚持与希望的阿尔茨海默病照护场景。他不仅仅是一位旁观者，更是亲历者，他诠释了认知环境照护的真谛。这本书，是他对生命尊严的捍卫，对爱与责任的深刻理解，更是对抗遗忘、守护记忆的温暖宣言。

《时光偷不走爱》不仅是一部关于阿尔茨海默病的科普读物，更是一次心灵的触动之旅。雷啸光先生倡导的"非空杯"视角，如同一束穿透阴霾的光芒，提醒我们不应仅聚焦于患者失去的，而应积极寻找和珍视他们尚存的能力与价值。这种积极的照护理念，逆转目前实施认知照护的惯性思维，不仅为照护者提供了全新的视角和方法，更激发了社会对这一群体更深层次的关爱与理解。书中理论与实践的完美结合，让每一个关于阿尔茨海默病的照护知识都显得生动而具体。雷啸光先生通过发生在身边的真实故事，将复杂的照护理论转化为可操作的指南，让读者能够直观地感受到如何在日常生活中给予患者最恰当地关怀与支持。同时，书中色彩鲜活的插画，如同爱的调色盘，为这段阅读旅程增添了一抹温度与希望，让人相信，即使时光流转，爱与记忆的光芒永远不会消逝。

《时光偷不走爱》是一本值得每一位关注老年健康、珍惜家庭情感的人细细品读的书籍。它教会我们如何以更加包容、理解和爱的心态去面对生命中的挑战，如何在时间的洪流中紧握那份永不褪色的爱与记忆。让我们跟随雷啸光先生的笔触，一同走进这场关于爱、勇气与希望的旅程，共同见证"时光偷不走爱"的奇迹。

# 如孝法师 | 陕西省佛教协会副会长、扶风县大明寺、孔雀寺住持

在这个快速变化的时代，生命的无常与脆弱处处显现，尤其像阿尔茨海默病等认知障碍疾病的患者数量不断增加，给无数家庭带来了困扰与痛苦。如何有效地帮助这些身处困境的人们，很多科学家、照护工作者等从不同角度给出解决方案。而《时光偷不走爱》的作者雷啸光从建筑师的视角出发，深入探讨了如何通过环境设计来改善阿尔茨海默症患者的生活质量，为我们提供了深刻的启发，同时让我对于作者的发心动机也充满深深的敬意，因为这也是一个佛门中人内心深处的至诚祈盼！

在佛教中，环境对心灵的影响是心物一如的智慧认知的具体表现。良好的环境能够滋养心灵，促进内心的平和与安宁是一种经验的结晶！本书强调了环境设计对阿尔茨海默病患者情感与行为的深远影响。书中提供了切实可行的方案，通过合理的空间布局、色彩运用和光线设计，帮助患者在日常生活中找到安全感与归属感。这种设计理念与佛教所倡导的和谐共生的思想不谋而合。

华严经云："不为自己求安乐，但愿众生得离苦。"在照护阿尔茨海默病患者的过程中，尊重生命的每一个阶段至关重要。书中提到的环境照护法，强调了在患者生活中创造积极的体验与陪伴。这不仅是对患者生命的尊重，更是对他们内心世界的理解与洞察。我深信，陪伴与理解能够带给患者无尽的安慰与支持，让他们在生命的旅程中感受到陪伴与温暖。通过创造一个安全、舒适且富有温情的生活空间，我们不仅能帮助患者缓解焦虑与孤独感，更能让他们感受到来自家人和社会的温暖与支持。

因此，本书不仅是一本关于环境设计的书籍，更是一本关于心念与关怀的指南。它不仅为我们提供了科学的环境照护方法，更蕴含了深厚的人文关怀与慈悲智慧。让我们以慈悲的心，关注那些需要帮助的个体；愿我们共同努力，为阿尔茨海默病患者创造一个充满方便与温暖的生活环境。愿这本书能够启发更多的人，传播关怀与慈悲的力量。愿一切众生快乐吉祥！远离病苦！善哉如是，略述数言以为支持。

**邸威** ｜ 北京维拓时代建筑设计股份有限公司 康养产业事业部总经理

在这个充满挑战的快节奏时代，我们常常忙于追逐生活的浪潮，却忽略了那些在时光深处悄然老去的身影。他们，曾是我们幼年时的依靠，是我们成长路上的指引，如今却受到疾病的影响，在记忆的迷雾中渐行渐远——这是一个温柔而又残酷的现实。

《时光偷不走爱》是一本关于疾病与环境疗愈的书。

雷啸光先生以丰富的专业知识和实践经验，深入浅出地介绍了阿尔茨海默病的相关知识，从疾病的成因到症状的表现形式，从现代医疗的局限到非药物疗法的可能性，每一章节都凝聚了他多年的研究成果。他不仅停留在理论层面，更将目光投向了日常生活的每一个细节，为我们提供了一份全面的照护指南。

《时光偷不走爱》更是一份深情的告白，一份对记忆的坚守。

雷啸光先生将一位资深建筑师的专业视角与深沉的人文关怀相结合，为我们揭开了阿尔茨海默病的层层面纱，引导我们走进患者的内心世界，探索如何用环境的力量去抚慰、去照护、去爱。书中不仅有严谨的科学分析，更有温暖的人文关怀。作者通过自己的亲身经历，让我们感受到，即使在疾病面前，爱与尊严同样不可或缺，即使时光流逝，生命依然可以在精心设计的环境中绽放。

《时光偷不走爱》也是一份对建筑师的行动号召。

这本书体现了一个建筑师的情怀和担当。当下，建筑和空间设计往往只追求表面效果或虚无的宏大叙事，而忽视了对生活、人及社会问题的深刻关注、探讨与解决。同为建筑师的我，从这本书中看到了一位建筑师致力于运用自己的专业技能和智慧，去解决某种社会问题的努力和价值。

在这本书的陪伴下，让我们一起学习，一起成长，一起用爱和智慧去抵御时光的侵蚀，去守护那些珍贵的记忆和情感。因为爱，是我们最强大的武器、最长久的动力，也是我们最温暖的慰藉。

**闫峰** ┃ 老年学与老年医学学会标准化委员会理事 北京天华北方建筑设计有限公司总经理

2024 年初，临近春节，旅居美国的同学回国，着急忙慌地要给母亲找养老院，问起来才知道，她母亲确诊阿尔茨海默病已经 2 年了，最近的状态一直欠佳，父亲一个人照顾不过来，从身体和心理也到了极限。还好，自己在养老设计行业也算混了这么长时间，多多少少还是有一些业内人脉。她大年初三就要回美国，在大年三十下午，把她们介绍到了一家在北京专门做失智照护的养老机构，也顺利在大年初六入住了。半年多过去，最近和她聊起来，她对整个的照护情况非常满意，母亲的状态也不错，父亲的压力也小很多，整体状态转好，年底准备带孩子回国来看望。

阿尔茨海默病算是一个相对较新的医学课题，由于对致病机理还没有非常明确的结论，所以对于其治疗措施和照护方法也像盲人摸象和管中窥豹。甚至对于我们长时间从事养老建筑设计的人来说，其理论方面也知之甚少。患有阿尔茨海默病的老人的记忆仿佛是笼罩在一层薄雾下的被的狂风席卷的大海，我们尝试去接近、去理解，但这些都显得那么微不足道，无论家人或者照护人员都多多少少感觉到无助。但在这些不确定的条件下，却有一个因素是确定的：经过针对性设计的环境对病症的缓解是有积极作用的。

雷少（我们行内对雷啸光先生的昵称）坚守着自己对养老环境设计的执着，不仅在建筑设计、室内设计领域颇有建树，也把自己的全部精力投入到相关领域研究和设计工作中。这本书是他对这许多年的设计成果的一个凝练总结，既可以作为设计师的伴手工具书，也可以让普通人对于阿尔茨海默病有所了解，来正确的方式来理解和对待身边的患病亲朋。

请当一名给阿尔茨海默病患者的领航员，在他们身边，陪伴他们穿过风暴，获得安宁！

**石华** | 北京市建筑设计研究院股份有限公司副总建筑师

　　非常荣幸能为啸光的新书《时光偷不走爱》做推荐。这是一本让人感到温暖的绘本。书籍的作者建筑师雷啸光是我多年的朋友，曾经的他也就职于我所在的设计机构——北京市建筑设计研究院股份有限公司。后来，啸光为了追寻自己的梦想，离开设计院成立了专注于康养设计的物境建筑设计事务所。初创伊始，为了做好这份事业，他还自费脱产专程去日本深度考察学习康养设计和运营一年多的时间，这种对待事业的热情与投入，着实让我感到钦佩。作为建筑设计领域的从业者，我深知一个建筑事务所将自身的设计范畴定义在某个单一品类所面临的市场难度，更何况这一品类在建筑设计领域又是非常小众的康养建筑设计，但也正是因为这样一根筋的专注，让啸光和物境把康养设计做到了高度的专业。

　　这本书读后，让人感受到的不仅是作者对于康养设计多年研究的专业性，更让人体会到的是作者作为阿尔茨海默病老人照护的亲历者所呈现出的爱与温度。作为建筑师，我们的每一个设计最终的目的都应是对人的关怀。然而要做到让环境去照护人，着实是一件复杂而艰辛的事情，这其中需要多方的努力，更需要建筑师对于生活的敏锐感知、专业积累和全面整体把握项目的能力。啸光在自己多年对阿尔茨海默病老人生活环境的研究和相关实践中，悉心观察、用心总结，将每一处的场景营造与对老人的关怀融合在一起，为老人们构建出一个个充满爱与温度的场所，这个过程中，他亦不忘时时记录自己的所看、所思、所想，并最终用绘本这样一种轻松的方式，让我们更多的人了解到了实则并不轻松的阿尔茨海默病老人照护的一个个生动的故事。

　　这是一本具有专业性的书籍，亦是一本充满爱的书籍，相信它可以为很多从业者带来专业上的启示，当然也相信这本书可以为更多罹患阿尔茨海默病的老人带来生命的福祉～

**张慧** | 资深管理心理学专家，演讲设计师，自媒体"张慧55度"主理人

很久没有看到一本书以后愣住了。

但是这本书做到了。这本书的图是多么好的阅读陪伴，不然这个事实太犀利。

事实就是：每一个人都终将老去，死去。

我们从小读了那么多的童话故事和寓言，我们信这信那，但是却很少有人相信"会老，会死"这个事儿会发生在我们自己身上。

但是，

我信。

我曾拿着麦克风站在台上微笑着问我的观众：你们有过濒死体验么？那眼神自信又挑衅，仿佛曾因为作息不规律，过度消耗精神和身体导致的焦虑后偶然突发惊恐发作，成了一件可以炫耀的事情。

现在想来这么一件当时看来很酷的事儿，在我看完这本书的时候感觉一下子不酷了，去魅。

是的，去魅了。

从这个角度看，生命一点也都不 sexy。

写这篇读书感受的时候我正在上海开往北京的高铁上，我的前排侧面有个几个月大的胖胖的宝宝，三个家人在看护着他。我看看那孩子侧脸，又看看我手里的书稿，居然不由自主地开始想咬指甲。

我在两个时空里面看到了生命的全貌，我眼前的婴儿是生命的开始，我手上的书稿是生命的终局，那我是什么？或许就是作者书里说的那个"盛年"吧。

问题来了，我，我们，又还可以繁盛几年呢？

有时候我在想，生命真是神奇啊。

对于每一个婴孩，每一次睡醒的时刻就是成长的一刻，ta 在往生命进度条的后面走

一点，但是抱着 ta 的母亲当时当刻却是感觉不到的，往往是蓦然回首突然发现 ta 怎么这么大了。这简直是每个人都会经历的魔法时刻，纵使我们可以预判，生命的体验也大多数是后知后觉。

老人也是啊，又有谁不是在突然的一刻感觉到了暮年将至或者已至呢。

按照我以往的习惯，接着这个情绪动线，我可能还能抒发个几千字，但是感谢这本书让我知道来日无多，应该在剩下的几十年里，用尽一切方法去爱自己，不拖延，去落实繁盛。

感谢雷老师写这本书，他让我下定决心从现在开始做一个"盛女"，用繁盛的精神状态匀速健康的走向我的老年。

无惧，有爱。

我是张慧。

## 张玉 ｜北京龙振养老服务中心理事长

啸光用绘本这种图文并茂、色彩丰富、故事性强的形式，从照护场景营造的专业角度，以及犹如不惊醒 AD 患者这个梦中人的温柔，让每一位阅读者产生了沉浸式的共鸣，他在画中，我也在画中……

**李缨** ┃ 养老网 & 春树养老创始人

　　一口气看完，相当棒！诚如雷啸光先生所言，他不是医生，是一名专为老年人设计生活空间的建筑师，所以才能让医学知识跨越艰涩，呈现出科学和艺术的融合，也使得这本讲述非药物照护方法的阿尔茨海默病患者环境照护的书，不仅传递真知，还充满亲人之爱，形式之美。读完《时光偷不走爱》，你会获得一种神奇的疗愈。


**宗平** ┃ 国家一级演员，表演艺术家。文化旅游部戏剧专家评审委员，中国民主建国
　　　　会会员

　　阿尔茨海默病其实让老人晚年的生命回到了婴儿的状态，回到了一个衣食住行都需要人照顾的状态。一个社会成熟的标志中重要的一条就是看它是否真的关注以及帮助到了弱势群体实际的生活。这本书真的让我们关注到了阿尔茨海默病患者及家属。"人人都享有体面的晚年生活"是作者一直坚持的价值主张，经历过母亲晚年的阿尔茨海默病，让我更加理解这句话的意义和价值。


**朱咏田** ┃ 南京银城康养养老服务有限公司总经理

　　随着老龄化社会的到来，认知症会成为一个巨大的社会性挑战。
　　在尚无有效药物治疗的情况下，适宜的环境设计有助于促进患者保有自立生活的能

力，实现情绪、行为的稳定和体面的生活。

这种适宜的环境，需要懂服务运营的设计专业人士提供方案，或架设起设计与运营之间的桥梁。毫无疑问，"场景设计学"倡导者雷啸光先生就是最好的那一位。

这是一本对推动中国认知症通识教育及环境设计专业化非常有意义的著作。且有趣、有爱、有理念、有方法。

## 马徐骏 | 专栏作家 / 演讲策划人

我们每个人都会老，但也几乎每个人都害怕老去。我们在恐惧的，是社会不再需要我们，行动不再方便，还有病痛缠身的体验，但更恐惧的，是遗忘，既是他人对我们的遗忘，更是我们跟过往人和事的割裂。

不幸的是，阿尔茨海默就是这样一种病，它夺走的，既是我们的记忆，也是我们的尊严，甚至是我们生命里所有美好而温暖的东西。

有不少书都在讲这种被称为"老年痴呆"的病，从医学的角度，从科学的角度，从家庭关系的角度，都对，也都冷冰冰的，没有让人感到暖心的东西在里面。

啸光给我看这本书的时候，我很吃惊于它竟然是彩色绘本的形式，用最少的字句，来传达最重要的信息，还贴心地配上美丽的绘画，让这本书有了人情味。

这本书的起源，并不是一个医生对患者的观察，而是一个家人对外公、对奶奶的爱。啸光经历过，思考过，也努力过，但最了不起的，是他最终把这一切凝结成了这个绘本，阅读的时候，你会感觉到里面浓浓的爱意。

有些东西，哪怕是病痛，也无法被夺走。

这些东西，在我们的记忆里，也在这本书里。

**甄富春** ｜ 山西易照护养老服务有限公司

　　拿到雷少的书稿，我迫不及待地先通读了一遍，又一页一页地精读了几遍，全程泪目、深受感动。我也是设计师出身，转型做养老服务十多年，对雷少从事养老设计的心路历程以及他为这本书付出的感情和心血感同身受。这是一本有血有肉、有爱有魂、有温度有专业的书，它以绘本的形式呈现，画面活泼可爱，语言温暖真诚，内容专业翔实，娓娓道来，如同雷少就在你面前。在轻松的沉浸式的阅读过程中读者获得阿尔茨海默病的认知和在各种"场景"中的应对方法。它更像是一本工具书，因为随便翻开哪一页都是"金句"，对阿尔茨海默病人的家属、对养老机构的护理人员、对从事养老项目的设计师，甚至对所有需要了解和预防阿尔茨海默病的人群，都可以做到开卷有益！

　　强烈推荐大家精读、细读、经常读！

**吴友凤** ｜ 南京银杏树养老服务有限公司董事长

　　雷老师写的《时光偷不走爱》这本书，我看了以后特别的感动！我从事养老行业23年的时间，遇见过很多患有阿尔茨海默病的老人，他们本人非常痛苦，家属也是焦头烂额，护理人员照顾时间长了也都承受不了。雷老师特别用心，他用通俗易懂、图文并茂的方式，解说了阿尔茨海默病的症状和照顾过程中可能发生各类的状况，让读者非常容易理解。雷老师通过亲身经历和工作经验，总结出科学安全和贴近老人过去熟悉的生活环境设计，给老人充分的爱，熟悉的生活模式、音乐陪伴、营养饮食等照护，让老人能够在充满爱、安全、熟悉的环境下度过美好的晚年！

　　这本书科学又生动，更是爱满满！是家属和照护人员有趣的好读本！环境设计和照顾指南！

**袁治** | 湖南康乐年华养老产业集团董事长

　　在我收到雷老师的这本《时光偷不走爱》的手稿时，我先入为主地认为这就是一位从事设计的理工男在自己熟悉的领域，结合阿尔茨海默病照护提炼的有关环境优化的一本书。吸引我去阅读的点是这种奇妙的组合：绘本＋建筑设计＋阿尔茨海默病＋非药物照护。

　　而当我翻开绘本时，一段段充盈着爱的文字让我一口气读完，再读第二遍，再次翻阅，想仔细阅读那些想记下的一些章节，如"延续社会交往是缓解问题行为和情绪障碍的妙招……往不在数量，而在质量，那些带着怜悯、消极的眼光看热闹的人，离他们越远越好。""单一的认知训练不仅效果不好，还会造成阿尔茨海默病长辈的厌烦情绪……""不同的空间形式代表着不同的含义，这种环境的'暗示'通过家具布局、装饰材料的材质和颜色、灯光的色温传达给老人不同的行为刺激……"。

　　还有那一段"我记得外公罹患阿尔茨海默病的时候，我在他面前问得最多的一句话是：'姥爷，你看我是谁？'"的确，我们何尝没有犯过这样的错误。这些年，我们从事养老服务工作，在关爱阿尔茨海默病长者的道路上，我们一直在努力，努力探索更为适合他们的、更细致、更贴心的照护方法，一路走来，有成功的喜悦，有努力付出的回报，也有受挫的沮丧，以及用尽力气却依然看不到效果的无力感……而翻阅完这本书，内心有所触动，也许它并不完美，但，它的确是我看过的最特别的一本照护书籍：作者通过生动、形象的绘本形式，将阿尔茨海默病老年人照护的知识与技巧、阿尔茨海默病老年人居住环境优化的方法巧妙的融入其中娓娓道来。绘本中的插画色彩明亮，场景栩栩如生，温暖而治愈；文字简洁明了而富有力量，易于理解，这些故事既具有感染力，又富有教育意义，作者用自己的亲身经历、与家人相处的真情实感，让读者在轻松愉悦的氛围中去体验、去感悟何为阿尔茨海默病长者安全、舒适、可信赖且充满爱的生活环境。

　　我诚挚地向大家推荐这本独特的书籍——《时光偷不走爱》。文中丰富的实践案例，实用的照护技巧，细腻的情感支撑，的确值得我们养老人借鉴，无论是家庭照护者、照护师、还是建筑师、设计师，都可以从中获得灵感，为阿尔茨海默病老人打造一个更为温馨、舒适的居住环境。这是一本极具价值的非药物照护指南，相信在这本书的陪伴下，我们能够更好地关爱和照护阿尔茨海默病老人，让他们在温馨的充满爱的环境中度过美好的晚年时光。

## 庞业彬 | 京熙健康管理有限公司副总经理

从事养老行业十年，深切地感受到服务过的每一位长者在时光长河中留下的那些波涛汹涌的印记随着岁月悄然流逝都渐渐模糊、消逝，但他们的故事却依旧如同浩瀚的宇宙，宁静、深邃却散发着强大的引力。《时光偷不走爱》犹如一把钥匙，直面阿尔茨海默病，轻轻开启了那扇通往心灵深处的门，让我们看到了爱的坚韧与伟大。雷啸光及他创立的物境建筑设计事务所十年以来凭借专业能力给这个行业及数万长者带来了无数的惊喜与感动，而在物境的第十年，初心未改，又创作了这样一部以独特视角解读阿尔茨海默病的作品，这本佳作有着独特的魅力与价值，在我看来更像是雷啸光送给养老行业的一封情书，值得一读。

## 王丽娜 | 原良渚随园嘉树乐龄社区总经理，原复星康养执行总裁

拿到书的第一感觉，好像是我孩子小时候读的绘本。但它不仅仅是写给小孩的书，它是一本关于阿尔茨海默病的科普绘本，它也是一本光阴的故事，还是一本孙子向给爷爷奶奶表达爱和思念的信笺。绘本的图画温暖有趣，科普内容通俗易懂。绘本不仅让我们知道了什么是阿尔茨海默病，它有哪些症状，还揭示了阿尔茨海默病长者奇怪行为背

后的原因，了解了疾病后才能不惧怕它，让我们在情感上"以正常人看待"。更可贵的是绘本对阿尔茨海默病人在空间环境的改善，陪伴照料人员案例，非药物延缓举措方面给了很多的小方法小技巧，简单易懂，对有要阿尔茨海默病长者家庭或机构的照护者来说容易理解又很实用。每个人都会老去，时光可能会偷走我们的记忆，但时光偷不走爱。非常值得推荐的一本书。

**王宁** | 德国蕾娜范养老集团中国区执行总裁

《时光偷不走爱》以深情与智慧并蓄的笔触，引领我们走进阿尔茨海默病的世界。它不仅探讨了阿尔茨海默病这一沉重话题，更以建筑师独特的视角，展现了环境设计在关爱老年人生活中的重要作用。作者雷啸光用细腻的笔触和实用的建议，告诉我们如何通过环境营造来照护罹患阿尔茨海默病的亲人，让他们在爱与尊重中安度晚年。书中没有复杂的医学术语，而是通过生动的案例和手绘插画，让读者在温馨与感动中收获知识。这是一本适合所有关注老年人生活质量的读者阅读的书籍，让我们学会用爱去理解和支持那些需要关怀的灵魂。

**宁师傅** | 媒体博主

被困在时间里的老人，记不清自己吃没吃过饭、记不得眼前的亲人叫什么、想不起自己起身要去哪里、刚坐下又反复站起……

可能我们身边有亲人正遭受着这些痛苦，可能我们自己终究也逃不脱这样的结局。雷少的这本书，至少可以带我们了解阿尔茨海默病，理解我们的亲人。为被困住老人，打开一扇门，让我们从里往外，和他们更紧密的站在一起。

**李南南** | 得到 APP《得到头条》主理人

很多人关心阿尔茨海默病，关心病情，关心治疗，这都属于站在结果这一端。而雷啸光老师的这本书很特别，着眼点不是阿尔茨海默病本身，而是患者所处的环境，关心的是怎样用系统改变个体。

就像作者雷啸光老师说的，他是建筑师，不是医生。而建筑师的工作是替人创造环境。

在这本书里，最让我震撼的地方在于，书中所提到的照护方式，不像对待退化中的病人，更像对待成长中的孩子。

相信这本书一定能够帮到很多人，很多家庭，让更多人以更温和的方式展开更有效的行动。


**文波波** | 远洋养老运营管理有限公司副总经理

目前对阿尔茨海默病的治疗多数采用药物治疗与非药物照护方法相结合的方式。其中，在非药物照护方法中，疗愈性环境设计是专为失智长辈营造的空间生活环境。通过熟悉的环境，为长辈提供足够的选择，配合照料者与长辈间的互动与分享，满足长辈需求，有效缓解长辈的精神行为症状，保留生活能力，延缓病程发展。啸光的这本著作以细腻的笔触、专业的视角、有趣的知识点和插画结合的方式，帮助大家了解缓解阿尔茨海默病有益的环境营造方法。从设计环境融入长辈喜欢的多感官刺激元素，促进长辈对环境的认知与定向，发挥其自身尚存能力，减少药物使用，减少情绪和行为问题，这是失智照护方面一个新的里程碑。让我们一同跟随啸光学习狙击阿尔茨海默病的环境照护法。

**赵霞** ｜ 小柏家护联合创始人 CEO

　　收到雷少发来的《时光偷不走爱》样稿，吃惊这位建筑设计背景的理工男，还有如此才情。他从建筑师的视角，深刻理解老年人生活需求，倾心打造了一本独特的插画风格之作。在这本书中，他巧妙地将复杂的阿尔茨海默病照护知识转化为简洁易懂的图文，就像《小王子》中的插画一样，温暖而治愈，为每一个家庭带来了希望和慰藉。

　　书中的每一页都充满了感性与智慧，它不仅是一本照护指南，更是一本爱的教科书。作者通过细腻的笔触和深情的叙述，向我们展示了如何用环境的力量去守护那些珍贵的记忆和不变的爱。他的文字和插画一起，成了照护者手中的明灯，指引我们如何在疾病面前，依然保持对生活的热爱和对患者的尊重。

　　这本书是一份献给所有照护者和患者的珍贵礼物，它告诉我们，即使记忆可能会消逝，但爱和关怀永远不会被时光偷走。《时光偷不走爱》是一本值得每一个家庭珍藏的书，因为它提醒我们，在生活的每一个角落，都蕴藏着爱的力量。让我们一起翻开这本书，学习如何用爱和智慧，为阿尔茨海默病患者创造一个更加温馨、安全的生活环境。

**田旭** ｜ 幸福里养老集团创始人

　　如果你读过并喜爱几米的绘本，那也一定会喜欢这本书，足够有趣、足够深邃。用最生动的方式，把艰深的阿尔茨海默病照护问题表述得浅显易懂；同时，又教会我们如何用正确的行动和方法呵护我们最爱的人。

## 李洋 | 全民健养老总经理

　　这是一本由资深养老建筑设计师雷啸光先生倾十多年经验铸就的佳作。在这本书中，他以独特的插画形式，如同一把神奇的钥匙，开启了我们对认知症老人世界的深入理解。

　　简洁而生动的插画，最直接地展现了认知症老人的病症，让我们一目了然地看到他们所面临的挑战。同时，书中对于照护方法的阐释，犹如一盏明灯，为照护者们指引着前行的道路，让他们在照护之路上不再迷茫。而关于环境的描绘，则为我们构建了一个适合认知症老人生活的理想蓝图。

　　无论是专业的医护人员、养老机构从业者，还是普通的家庭成员，都能从这本书中汲取宝贵的知识和力量，共同为认知症老人创造一个温暖、关爱且适宜的生活空间。翻开这本书，让我们一起走进认知症老人的世界，用爱与理解为他们的晚年生活增添一抹绚丽的色彩。

## 刘福涛 | 宝石花物业管理有限公司康养服务事业部运营副总监

　　朋友们！今天我要推荐一本以康养领域专业建筑师的视角，用通俗易懂且充满画面感的语言，给大家讲讲阿尔茨海默病这个特殊群体的照护方法的书。

　　我认识这本书的作者已经将近十年啦！在这漫长的时间里，我亲眼见证了他在与康养跨界融合的地产、文旅项目以及国央企培疗转型等大型项目中展现出的深厚专业功底。他的努力为业主项目带来了运营能力的大幅提升。而这一次，作者又以图书创作的方式，将服务延伸到了更多有养老需求的受众。可以说，他真正做到了通过自己的努力与专注，默默地推动着康养行业不断向前发展。

如果你是有照护需求的家庭，或者是有康养项目建设需求的单位，又或者是有康养融合想法的异业朋友，那么一定不要错过这本《时光偷不走爱》。相信在阅读这本书的过程中，你能从中找到自己内心中的那份共鸣。快来一起翻开这本书，开启一段温暖的旅程吧。

## 罗尧清 ｜百善健康养老产业服务有限公司总经理

《时光偷不走爱》是一部关于阿尔茨海默病的科普作品，出自主攻康养场景设计的青年建筑师雷啸光先生之手，精悍的文字配以精美的绘画，将其"用环境照护法击退阿尔茨海默病"的价值主张，诠释得深入浅出，引人入胜。

作者以社会学的视角，爱吾爱以及人之爱，因爱其患有阿尔茨海默病的长辈，因更加感同身受懂得照护阿尔茨海默病患者的辛酸与无助，故满怀大爱著述了这部科普阿尔茨海默病的匠心之作，文图并茂，值得拥有。

爱是延缓阿尔茨海默病的良药。用爱理解、用爱包容、用爱呵护，即使身边的人不幸患上了阿尔茨海默病，也不用慌，他们同样能享有体面的晚年生活。

就算还年轻，找些时间翻翻《时光偷不走爱》，既能享受知识的盛宴，又能享受审美的愉悦，还能获得预防阿尔茨海默病的方法，何乐不为？

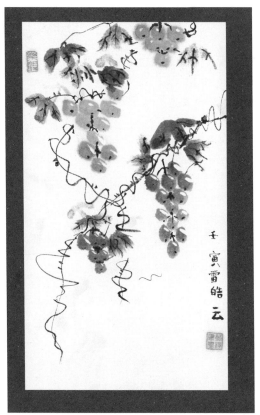

雷皓云 绘

雷啸光视频号

上架建议 ⑧ 生活

ISBN 978-7-5594-9067-4

9 787559 490674

定价：88.00元